胡的

优质疗护

## 一名医生对生命终期医疗和人文关怀并行模式的探索

著◎［美］艾拉·拜洛克（Ira Byock）

译◎于晓明　刘亚平

审校◎顾美皎

长江出版传媒

湖北科学技术出版社

**图书在版编目（CIP）数据**

生命终期的优质疗护 / ［美］艾拉·拜洛克（Ira Byock） 著 ； 于晓明，刘亚平译 . —武汉 ： 湖北科学技术出版社，2022.9

ISBN 978-7-5706-2034-0

Ⅰ．①生… Ⅱ．①艾… ②于… ③刘… Ⅲ．①临终关怀学 Ⅳ．① R48

中国版本图书馆 CIP 数据核字（2022）第 093425 号

责任编辑：黄国香 　　　　　　　　　　　　　　　封面设计：喻　杨

出版发行：湖北科学技术出版社 　　　　　　　　　电话：027-87679468

地　　址：武汉市雄楚大街 268 号 　　　　　　　　邮编：430070

　　　　　（湖北出版文化城 B 座 13-14 层）

网　　址：http://www.hbstp.com.cn

印　　刷：武汉邮科印务有限公司 　　　　　　　　邮编：430205

| 700×1000 | 1/16 | 16.5 印张 | 260 千字 |
|---|---|---|---|

2022 年 9 月第 1 版 　　　　　　　　　　　　　　2022 年 9 月第 1 次印刷

定价：65.00 元

**本书如有印装质量问题　可找本社市场部更换**

# 推荐序

"这本书很精彩……描述了医学界和社会如何'善处生命的逆境''故事情节引人入胜'。"

—— 《华尔街日报》

"恳请对临终者要根据个人的具体情况多用人性化的处置，少用病案的技术治疗手段。"

—— 《经济学人》

"拜洛克医生的使命是帮助每个人……在生命的最后几个月里找到意义、尊严和宁静。"

—— 《预防杂志》

"在他（作者）的书中，就何时该说'到此为止'，让由医务人员来帮助濒死的人舒适走完，这个令人伤心且难以启齿的话题，他分享了他与患者和其家人的谈话。"

—— 《今日美国》

"这个论证充满了同情关爱，令人心悦诚服。"

—— 《柯克斯评论》

"拜洛克的病案充满了同情关爱，讲述了人们的死并非必经痛苦。"

—— 《图书榜单杂志·星号书评》

"没有任何一名缓和医疗的医生比拜洛克更令我尊敬和钦佩。在他的这本极其重要的书中，他提出了一个临终关怀的工作管理表，该表应被用作一个理想的模板，据此，为我们的亲人在最后的日子里建立最大的希望——并得以使我们在社会层次上也有所改善。"

——舍尔温·B.努兰博士，

耶鲁大学跨学科生命伦理中心，《我们如何死亡》的作者

"在一个政治两极分化的世界里，伦理讨论经常陷入一场弱肉强食的争斗。拜洛克是一个罕见的医生：一个人道的向导，他以诚实和慈悲引导我们走过这些情感理智交织的生离死别终归于安的故事。他以现实谴责了对那些认为姑息治疗医生是'死亡陪审团'的思想，也是每个避不开要和死亡打交道的医科学生的导师。这是在高科技世界里每个试图做出人道决定的人都必读的内容。"

——艾伦·古德曼，

《波士顿环球报》联合专栏作家

"这是一部非常重要的，值得赞扬的感人作品。拜洛克是一名开拓者，他在这个国家从事的有关生命的工作已经永久性地改变了我们对死亡的看法。但还有很多工作要做。《生命终期的优质疗护》是拜洛克请求国家采取行动的急切而热烈的呼吁。这本书对于那些认为自己有可能死去的人来说是必读物。"

——戴夫·伊赛，

故事团的创始人，《倾听是一种爱的行为》的作者兼编辑

"拜洛克博士解释了到底什么是临终关怀，并通过讲述在生命中最困难时刻发生的真人真事，用人性感人肺腑。"

——《成熟生活》

"婴儿潮一代已经改变了我们所触及过的生命的每一个阶段。现在我们正在改观濒死过程。拜洛克博士的引领工作非常出色！"

——克里斯蒂安·诺瑟鲁普，

医学博士，妇产科医生，《纽约时报》的畅销书《女性的身体，女性的智慧与绝经期的智慧》的作者

"长寿是不期而至的福佑，有时也会突如其来成为祸端。这本慈悲的书清晰地指明了对生命尽头的人施以更为人性的护理方法。"

——哈罗德·库什纳拉比，

《当坏的事情发生在好人身上》一书的作者

"拜洛克博士是美国临终关怀方面领先的专家之一，他就面对可能致命的疾病时如何获得最好的治疗，同我们分享了他的智慧和见解。当我自己的母亲病得很严重时，拜洛克的话帮助我们的家人做出了正确的选择，确保了她在最后的几个月里得到了她想要的照顾——而非她不想要的。他的话可以帮到人们。"

——艾略特·费雪，

医学博士，达特茅斯研究院人口健康与政策主任

"在《生命终期的优质疗护》一书中，拜洛克告诉我们，为什么我们不必再执着于战胜死亡的医学定式，而要转向注重患者的体验质量的临终护理观念。这是一本文笔优美、高度个性化的作品，记叙了患者及其家属与主导美国的'高科技'过度抢救患者的死亡方式之间的真实博弈和摆脱过程。它以令人信服的例子说明了勇于改革的医生如何帮助患者实现他们想要的和需要的护理。更有甚者，拜洛克的病案指出了专业改革并非全部，要解决和战胜直到死亡的全程医疗方案还必须要动员更广大的社区来支持濒死的患者（以及慢性病患者）。"

——约翰·E.文伯格，

医学博士，《跟踪医学：一个研究者对理解医疗保健的追寻》的作者

"拜洛克的优雅、仁慈和精神力量向我们展示了最好的临终关怀是怎么做到的。他的故事讲得十分精彩，他把美国的医疗保健也分析得极为透彻。

如果有人面临这种艰难的情况，就该读这本书。没有人活着离开此生，但拜洛克告诉我们如何做到优雅、安详地离世。"

——简·艾赛，

《在蛋壳上行走》的作者

"这是一本关于如何照顾濒死者的书，里面充满了智慧。它的作者是仁慈的主治医师拜洛克，他以聪明才智表述了对医疗保健的远见卓识。"

——罗希·琼·哈利法克斯，

圣达菲善巧禅修中心的主持，《濒死从容》的作者

"在这个众说纷纭的世界里，对临终的关怀被包装成了充满情感化的政治修辞。在这喧嚣之上，拜洛克博士写的病案，十分引人注目，那是以慈悲为怀，面向所有抵达生命终点的人们，给予的始终如一、锲而不舍的临终关怀。通过一些小插曲，他概述了患者、护理人员和医疗界所面临的挑战，并巧妙地倡导了一场针对生命终结的护理革命。这是一场非常需要的、值得我们追求的革命。"

——罗伯特·弗莱施曼，

牧师，基督教生命资源组织的全国总监

"拜洛克博士是美国负责照顾濒死的患者的首要医学专家之一，他从骨子里明白'濒死'并非'死了'。相反，在这个时代，只要有了准备，并经过帮助，好些人都可以活下来，这是最普遍的经验。在《生命终期的优质疗护》这本书中，拜洛克呼吁我们所有人团结起来创建一个关爱的文化，终结对濒死者的疏离，缓解他们的病痛，消除他们的孤独，并对健康状况，年龄长幼一视同仁，确保我们所有人同为人类社区的一分子。"

——韦斯利·J.史密斯，

《人工去世：安乐死，协助自杀和对死亡的新责任》的作者

"这本书实事求是。拜洛克用故事里讲的真人真事，强有力地表述了21

世纪的美国在疾病疗护方面的错综复杂和荒唐不堪。他展示了靠胆识勇气、决策共商，以及医护人员的精湛医术与缓和医疗是能够使局面得到改观的。最重要的是，他呼吁转变文化，这样我们就可以从个人、家庭和社会多个层次来应对生命的终结。这本书适合哪些人阅读呢？我们都有生有死，因而适合大众阅读。"

——乔治敦大学教授比尔·诺维利，

改变晚期护理联盟副主席，以及美国退休人员协会前首席执行官

"拜洛克博士讲的患者及其家属和医疗同事们的故事直奔问题的核心。他把读者从一个故事吸引到另一个故事，观察并感受到生命尽头的全过程的最佳关怀是什么，顺理成章地请求我们的国家为我们社会和文化设想最好的关怀。拜洛克博士抓住了人类的基本冲动，即在我们生命中最神圣和最特殊的时刻要彼此关爱……直到生命的尽头。"

——大卫·利克特，

博士，全国天主教牧师协会执行董事

"拜洛克博士的书让我焕发了活力。故事里的人们特许我们进入他们最终旅程的圣地，教我们学习关乎我们自己的宝贵课程。拜洛克博士是个叙述天才，他的故事里充满了慈悲，对生活的热爱，表达明晰，具有极强的可读性。"

——邦尼·弗里德曼拉比，

犹太临终关怀医院暨牧师网络创始董事

"拜洛克博士一如既往地对所有将面临自身死亡的人们传递着希望和保证。濒临死亡总是令人悲伤的，但有了深刻的专业见地和精湛的医术，人生的最后一站不再非痛苦和孤独不可了。拜洛克博士证明，在悲伤和失去之中，也有可能获得成长和圆满。他的临床故事和评论旨在说明，在面临生命中的最终挑战，且情况复杂时，要适时应变并抓住重点。这个观点的重要性在于我们考虑彼此关系和自己的死亡方式时都要顾及个人、社会，以及政治上的

影响。《生命终期的优质疗护》是对我们所有关心美国医疗保健方向的人们发出的呐喊。"

——唐纳德·舒马赫，

心理学博士，国家临终关怀中心与缓和医疗组织总裁兼首席执行官

"与亲人同行阅历这世上风光后，还能陪护他们到生命的尽头，既是一种殊荣，又是对身心的巨大挑战。我们需要一幅导向图。拜洛克所绘制的就是一幅垂怜关爱，睿智通达的精品导向图。通过故事的魅力和拜洛克自己的直觉，他阐明了尊严对濒死者的意义；这本书不仅是应用手册，更是天赐之物。这也是呼吁，在医疗保健中要心怀善意和良知，要考虑后果。"

——特里·坦普斯特·威廉姆斯，

《避难所》的作者

谨以此书献给伊冯！

# 作者的说明

这本书的文体特征不是报告文学，所写的是我的个人和专业上的经验以及我在临床工作中和人们交往的经历。叙述的内容多是真人真事，尽可能地如实反映。在大多数实例中，我变动了人员的身份细节和姓名，以保护他们的隐私。有些人的真实姓名出现在鸣谢之中。还有的故事是取自两个或两个以上的患者及其家属的材料，经整理而成的。

总的来说，情景和对话是凭我的记忆和事发当时的笔记，以及原话引述复原而成。在几个故事中，我用对患者及其家庭成员和临床医生的采访做了补充。

副标题是《一名医生对生命终期医疗和人文关怀并行模式的探索》，以第一人称书写。这是我个人的视角，不代表也不代言任何组织或团体。然而，这个探索并非孤例。诸多学科和专业的人士都在为改变生命结束阶段的医疗护理而不懈努力。几十年来，许多医生、护士和其他医务人员为安宁养护与缓和医疗领域的发展做出了贡献。身为其中的一员我尤感荣幸。

# 本书介绍

美国人对濒临死亡的过程的极端害怕有其充分的理由。尽管任何困境都不易度过，但我们把死亡弄得比实际上要难过得多。

大多数美国人在医院或养老院里终老。许多人遭受着难以抑制的痛楚或身体上的其他折磨，苦熬临终前的日子，他们感觉到的不是尊严，而是带给他人的负担。

这里的问题在于，几乎没有人想过去改变这种状况。我们的社会和主流的美国文化从来没有与死亡的基本面貌做过斗争，因此我们不知道该期待什么，也就是说另外还有什么可能。当我们所爱的人被诊断出有生命危险时，我们能想象到的最糟糕的事情就是他或她可能会死。令人清醒的事实是，还有比死更糟糕的事情存在。您爱的人死于难过和痛苦，这是基本的过程。更糟糕的是在人死后我们恍然大悟，他们所遭受的痛苦大多是不必要的。

这本书是针对罹患重病、濒临死亡的患者，以及他们的家属，帮助了解他们所面临的危险，并避免各种误区。这本书告诉我们怎样让情形转化，变得好起来，对我们自己、我们所爱的人，最终对我们国家和文化都更好。这本《生命终期的优质疗护》以最直接的方式表达出怎样在生命最糟糕的时刻，达到最美好的结果。

涉及照顾晚期患者的社会体系是残缺不全的，医疗体系功能失灵，坦率地说，这方面的忽视使得人们很容易变得愤怒。然而，这种实际上的困境并非某个人的所为和过失。这是生活在这个前所未有的、非同一般的时代所造成的必然结果。

在生命中，死亡是不可避免的事实。但是，随着历史的发展，特别是在过去的 50 年里，濒临死亡的经历有所改变。许多方式的应用，使得死亡过程变得比从前困难多了。我们既是科学成功的施恩者，又是它的牺牲品。严重的慢性疾病是 20 世纪后期的发现，是我们人类超凡技术的智能果实，也是科学进步的顶峰（至少到目前为止）。原始人在分娩或婴儿时就死亡的事很常见。儿童和成年人因创伤和感染而死亡，而这些创伤和感染在今天是微不足道的，比如阑尾炎或摔倒导致手臂开放性骨折，以及继发性感染。我们的祖先也死于癌症、肾衰竭和心力衰竭，但都死得很快。这些疾病在 21 世纪要么被治愈，要么带病存活数月或数年。

这些进步代表的是我们正当顺景的例证。但是，我们人类在避免死亡方面取得了划时代的成功，这对我们当代个人和公众在生活方面的影响还尚待了解。持续很久的严重疾病、身体不能自理、衰老的现象十分常见，我们的社会和文化必须将这一新的正常"生命衰退阶段"纳入预期和计划。

在现代，死于安详并非易事。

因为现在有许多的治疗方法，很多人身患一种或多种疾病，以前可能是致命的，现在却能存活更长的时间。临床医生现在讨论患者的"疾病负担"，这个术语是指伴随疾病和治疗的副作用而来的累积性不适、疼痛和残疾。

总的来说，我们的医疗体系在帮助人们处理疾病负担方面做得不够好。在延长或更换器官功能方面取得了显著的医学进步，但与之匹配的，保持患者及其家属有舒适的生活质量方面的行之有效的规范并没跟上来。即使在各方面都很优越的医疗中心，虽然其专业人员尽职尽责，但都缺乏全面疗护中的关键技能。临床医生往往忽略了与患者做充分沟通，因为他们忙碌于对疼痛、恶心、睡眠困难的治疗，或者协调血液和影像学检查事宜，或接待办公室的来访者，以及在各种专家之间传递关键信息。执意专注维持生命的治疗会让疾病晚期的患者觉得身体不适，感觉迷茫而困惑，度日如年，觉得自己只能活一天算一天。

对于想在哪里度过他们最后的日子这一问题，几乎每一个被问者都会说在家里，在家里有他们认识的和彼此关爱的人围绕着。这是民意调查的一致结果，作为一名医生，我了解到的人生病后的想法也是如此。不幸的是，事实却不尽如人意。目前，仅有1/5稍多的美国人死于家中，而超过30%的人则死在养老院里，根据民意调查，几乎没人想死在养老院里。在美国大部分地区，50%以上的人还是死在医院里。死于医院的人中近40%的人是在重症监护室中度过最后一天。在那里，他们可能会被施以镇静剂或被绑住手臂以防他们拔掉呼吸管、静脉注射线或导管。死亡过程很难，但也不必这么难。

随着死亡过程的改变，护理也变得比过去困难得多。现代文明在防治疾病方面取得的历史性成就使家庭护理的复杂性和持续时间都增加了1倍。今天，超过6000万的美国人的家里有一个体弱的老人或生病的孩子或成人要照顾。即使享有优良的医疗设备和医院护理，一个家庭也有可能不知如何照料家里的濒死的亲人。在漫长疾病结束后，家庭照顾者通常精疲力竭。多达1/3的亲密家庭成员在ICU接受与创伤后应激障碍相一致的焦虑或抑郁治疗。在一项健康监测研究中，与年龄匹配的对照组相比，家庭照顾者在4年内死亡的风险比年龄匹配的对照组高出近2/3。照顾患者很难，但也不必这么难。

显然，不仅仅是我们的保健系统和照顾重病者、支持家庭照顾者的方式需要改变，我们的社会和文化也需要改变了。

目前，患者家属需要防范常见的错误是使患者免于痛苦，不留遗憾，需要了解他们有什么希望和要求，以及减轻疾病和护理的负担需要接受的限制。

受到影响的家庭通常都留恋在发生疾病和照料费用之前的经济收入情况，现在那些收入都因自费支出而缩了水，还要担心那些费用可能超出寿险赔付限额。数以万计的房屋关闭是由于损失的工资和长期疾病的医疗费用造成的。

甚至发生于最近的长期严重经济衰退之前，每年就有超过 100 万的美国家庭
因医疗费用而申请破产。总医疗费用是从由大大小小的雇主和我们所有人支
付的税收中以医疗保险和医疗补助的形式承包支出的。医疗费用削弱了我们
国家其他紧迫优先事项的能力：教育、社会服务，以及桥梁、公路、铁路和
信息高速公路的基础设施。

尽管现在的情况很困难，但结果可能是日子还和过去一样美好。怎样去
世已经是公共保健的一个危机情况了，并且护理临终患者一直到死亡的过程
会成为长达一代人的社会灾难。

接下来的几年里，美国人口老龄化和慢性疾病的浪潮将压垮我们本已紧
张的体系。国家要避免一场全面的灾难的发生，已是时不待人了。

很快就要发生的是，老年人的数目在人类历史上将首次超过年轻人。在
美国，成年人中的 65 岁或以上的人数达到了 1/5。7500 万婴儿潮时期出生的
人在看戏、看电影时已经买老年票了。

每天还有成千上万人进入有资格享受老年保健医疗和社会保障的行列。
想想看，在 1940 年，当社会保障福利第一次发放时，估计有 41 名在职工作
者供养一名福利基金受益者。这一比例已逐年下降，到 2030 年，每一受益者
只有 2.1 名在职工作者供养。我们中有人很关心长期护理，他们对此的担忧
确有充分的理由。未来的养老院就是我们未来的去处！但到那时的养老院可
比不上今天的养老院了。今天的养老院在将来的人看来就像是豪华酒店。

但也不一定会沿着这个轨迹走。

生活在前所未有的时代并不都是坏事，而是恰恰相反：伴随着我们所面
临的历史性挑战的也是我们的历史性机遇。我们的社会可以从总体上改变我
们的死亡方式。但是，如果我们想要重拾孩子们对未来的乐观态度，就必须
明智、勇敢和果断地采取行动。

谋事的重要之处在于，在行动之前，我们有必要先想明白，之前为什么

没有采取行动。我并非注意到我们国家的社会制度和服务落后于治疗和生存状况，需要急于赶上的第一人。多年来，社会学家、公共卫生专业人员、老年学家和我所在的缓和医疗领域成员一直在警告，解决衰老、死亡和护理等问题迫在眉睫。1997 年，医学研究所得出结论："太多的人在生命的尽头遭受无谓的痛苦，既受到疏忽的影响，又受到责任的影响。"我们的国家没有早点采取行动的一个原因是，总是有更紧迫的危机需要处理：恐怖主义、外国战争、飓风、洪水、金融泡沫破裂和几近崩溃的经济。所有这些都理所当然地是选民、政治家和胜选的领导人的关注点。然而，仅用社会优先事项的竞争来解释我国在这些紧迫问题上未采取行动的原因还说不通。

我们要面对的一个更基本的原因是：如何死亡是个令人压抑的议题。美国人的思维定势是"我不想去想它！"这真是恰如其分的表达。我们的文化倾向是避免严肃地谈论生命的终结。疼痛、脓液、呕吐，任凭医生的摆布，天文数字的开支，生活遭到彻底破坏。又有谁乐意考虑这些呢？

我们所面临的复杂的社会和制度挑战使得政治家和社会领袖们更倾向于回避——或者至少推迟这个话题。与不治之症、死亡和悲伤有关的公开讨论通常仅限于医疗费用或医生辅助自杀的利弊。但这两个讨论到的内容都不足以解决我们的社会应如何应对我们最脆弱的老人或生病的成员，以及为他们服务的家属这一基本问题。政治家们回避这些问题，因为他们不想使得选民情绪低落。精明的候选人努力在选民中激发乐观和能干的热情，即使这样做意味着推迟一些紧迫的社会责任。关于我们如何死去的议题并不能提起人们的兴趣。

当然，如上所述，还有更紧迫的问题需要解决，这些似是而非的说法就给讨论那些不讨好的疾病议题提供了回避的托词。因此，明明乘坐的筏子沿着河道已经接近悬崖了，乘客的注意力却被分散了，殊不知等的时间越长，就越难逃出灾难。

最后，也是最令人恼火的是，最近在对待人必有一死的规律上已形成一个政治上两极分化的议题。这个近乎滑稽的事，但后果让人笑不起来。人们会认为，人人都会死，这是人们的最终的共有归属。公众舆论对于死亡方式的意见，则充斥着怀疑和分裂。除了令人沮丧之外，在政治上，这个话题也出现了毒性。

一方面，主张医生辅助自杀合法化的狂热分子指责医生拒开致命的药物而迫使人们受苦。医生和护士如果不支持死亡权利的立法，就会被指控有隐藏的宗教考虑，或者为患者保命而从中牟利。

另一方面，在我们允许人们舒缓死亡的时候，亲生命运动的激进分子则指责医生和护士宣扬"死亡文化"，而不让他们接受心肺复苏（CPR）、呼吸机或透析治疗。声张亲生命运动的人将写下不要做生命复苏抢救（DNR）的生前预嘱等同于谋杀患者，将医生和患者之间的护理计划会谈等同于"死亡的小组讨论"，还将缓和医疗等同于找理由"谋杀老奶奶"。

这两个都充满激情，但截然不同的民意中心唯一的共同点是对医生和护士根深蒂固的不信任，而他们正是社会在生命结束时所依赖的专业人士。

难怪我们的政治家和民选官员回避这些话题，就好像它们有放射物。年复一年，值得并可能通过深思熟虑和建设性公共政策解决的这个紧迫问题仍然无人关注。不必要的痛苦仍在继续，这似乎正是社会不负责任的定义。可解决的问题依然没解决，太多的美国人死得很惨。难怪公众不信任。

除非，或者说直到我们能够弥合不信任的文化鸿沟，否则我们不会在很大程度上改善我们的死亡方式。

我自己所在的临终关怀与缓和医疗领域里，大多数从业者对于说我们提倡死亡小组和谋杀弱势群体的无耻指控都选择了忽略。这是过于客气或太胆小的态度。畏惧面对这场争论，恐怕更加恶化了这种不信任感。对于一个关注这个领域的公众来说，被告的沉默很容易被误解。未经纠正的指控在媒体播音室内回旋。放任这种未经核实的、肆无忌惮的传播，在本质上构成了的政治诽谤，破坏了社会的责任，实属不必要。

事实上，我和我们这个领域的同事提供的关爱之中渗透着对生命的敬畏。对生命的爱激励着我所做的和所教的一切。对生命的敬畏不包括加速死亡，也不包括强迫人们在死亡时受苦。作为一名临床医生，这需要我拿出我历经训练和经验所获的所有资源和技能，并躬身倾听我面前的人的话，以及学习如何才能更好地为他们服务。

我并非认为自己有宗教信仰。虽然我生长在一个犹太家庭，我并未对节日或仪式有过特别的关注，但我对生命的价值感则深深地植根于我的祖先的世代传承和对我的教养之中。许多犹太人的脖子上都挂有希伯来生命符号的吊坠。我们在庆祝的时候会举起眼镜，说"向生命"致敬！如果说对生命的崇敬为一个宗教情怀，那我就有。

然而，生命的价值也植根于世俗的医疗和护理中。即使在医疗保健牧师这个职务上也依然如此，这与牧师个人的信仰并无关联。生命的固有价值是促使我们各个学科的临床学员和专业人士工作的动机。尽管我们照顾的许多患者可能被认为已经濒临死亡，我的整个团队依然致力于保存、敬重并称颂生命的工作，我在临终关怀与缓和医疗中的经验就是来自于此。

保守派政治活动分子对"亲生命"一词贴的标签对文化产生了无益的、两极分化的影响。因此，不属于"亲生命"的人们又是什么呢？难道他们"亲死亡"？我不这样认为。

事实上，我和我的同事在临终关怀与缓和医疗中代表了美国社会中最诚挚的"亲生命"一族。对生命的坚定不移的肯定使得我们大多数人都反对将协助自杀和安乐死合法化，但这与政治无关。简而言之，对生命的热爱不是以抽象的方式，而是对我们照看的患者的关爱——是我们恪尽职守的原因。而在这一领域工作的人尽知之，真正肯定生命，就要肯定生命的一切，包括我们称为"濒临死亡"的那一部分。

要解决如何死亡的文化争议，可能要有一个持续的、可信的"亲生命"的信息。众所周知，亲人的死亡是躲不过、难以回避的生死抉择。但除了减轻他们的症状和痛苦，我们还可表达对他们的尊重和称颂。疗护的伦理应不再局限于考虑何时何地停止即撤回延长生命的治疗，而应当详细说明何时何地要采取行动，以提高患者的舒适度、尊严感和生活安宁，直到他们的生命终结。

我相信，社会和政治各阶层的美国人都可以就什么是最佳的治疗方式和什么才是安详的死亡达成广泛一致的意见。大多数人已经同意的基本原则是高质量医疗。我们可以超越旧有文化之争造成的千疮百孔，站在一个共同的立场上。我们可以提供出色的救生治疗，同时尊重人们决定什么时候为止的权利，一贯如一地保证他们的疼痛能得到专家的治疗，他们和他们的家属得到温柔的对待。

可悲的是，许多美国人的死亡方式并不体面，并且呈全国性态势。然而，对于这个全国性的危机，我们是可以解决的。必须面对艰难的事实，勇敢地行动，我们才能成功。即使当我们的社会、宗教、政治信仰和个人偏好有很大不同时，我们也必须愿意合作。《生命终期的优质疗护》这本书中的故事旨在证明，优秀的医疗和温柔的人文关怀可以相得益彰。

# [目录]
CONTENTS

# 第一部分　概　述

# 第一章  生命终期的优质疗护是什么？

在我的检查室里，我对面坐着杰里·索尔森，他的妻子伊莲在旁边陪着他。他看上去并没有得病，一点儿也不像。他的外观很健康，我瞥了一眼他的病历，上面的识别标签证实了他的年龄。他比72岁的实际年纪要年轻得多。在新英格兰的深秋，他那粉红的脸颊和晒黑的、有雀斑的头皮，显得格外引人注目。一件灰色高领衫裹住了他的双臂和胸脯，在蓝色极地羊毛背心下面是一具肌肉健硕、身材瘦削的体魄。我心里想，索尔森先生看上去像一名老资格的长跑运动员——他可能上过高级健康杂志《游行》或《美国退休人员协会（AARP）导报》的封面吧。

他气色是不错，但我知道他病得不轻了。

感觉上，索尔森此刻也有点脆弱和困惑。我介绍自己是缓和医疗服务部的内科医生。我接着告诉他，在这个癌症中心，我们团队的工作专注于患者的舒适度和生活质量。我们的日常工作对象就是最近被诊断出胰腺癌的患者。我解释说，我们的团队经常通过多种医疗方式，比如对于治疗中发生的副作用，会根据患者的具体病情使用药物协助管控。

他的脸松弛下来。"哦，这听起来不错。老实说，我们不知道为什么会来这里。这个约见是给我们安排的，但我们不了解缓和医疗。我们在网上查了一下，上面说就是居家安养，但我还没到那个地步呀。"

一直到几周前，索尔森还认为自己的健康状态不错。我也说，他看起来身体很棒，我问他是否经常锻炼。他解释说，他每天都做户外锻炼，在天气不好的情况下，就到健身俱乐部锻炼。6年前他置换了右膝，才放弃了马拉松，但他仍然在打网球、慢跑、骑自行车，冬天的多数日子里在越野滑雪。

"至少我过去一直在锻炼。"他说。他的声音低下来，顿了顿，眼睛盯着地板，后又抬起来看了看我，接着说。

他说，他和也是 70 岁出头的伊莲，一年中有三个季节都在一起远足，每年冬天，还一起滑雪。他的背心左胸一侧绣有基灵顿，那个佛蒙特州的滑雪区的标志，我问他是不是和那儿有联系。

"我在那里担任滑雪巡逻员已经 15 年了。"他说，并补充道，"我想今年可能是个例外。"

自从 7 年前从自己的房地产公司退休后，索尔森夫妇每年有 8 ~ 10 周在外旅行。他们大多是去芝加哥和伊桑·弗朗西斯科，他们的儿子和女儿，以及儿女的配偶，还有年幼的孙辈都住在那儿。他们还在英国、意大利和喜马拉雅山去徒步旅行。

总之，他说，"我们过得不错"。

万圣节前的 1 周，他们的生活发生了变化。索尔森开始感到胃部疼痛，放射到他的背上。他以为是消化不良，每天早上服用非处方药，隔天服用一次泻药。有时，他会好上几个小时。然而，两周后，他的疼痛时间持续得更长，他决定去看他的家庭医生格兰特·爱德华兹。检查和常规血检结果显示，他的两项肝功能检查，即血清胆红素和碱性磷酸酶均升高。在他的腹部进行的一次超声扫描显示，他肝脏中的胆管已经扩张。尽管超声波没有发现胆结石，但最常见的原因仍然是胆囊阻塞胆管的小结石或淤泥。第 2 天早上，一位胃肠医生通过他的嘴和喉咙放置了一个光纤镜，穿过他的胃，观察了胆总管和胰管流入十二指肠时的壶腹或开口。通过开口放置了一个 8 毫米的管子，即支架，流出一小股浓浓的胆汁和脓液。胃肠医生给患者静脉注射了一剂止痛药，并给索尔森先生开了日服三次的口服抗生素，以防止感染的发生，然后送他回了家。疼痛消失了。周末，感觉很好。

周一下午，格兰特·爱德华兹的办公室经理打电话来了，说医生希望索尔森先生和他的妻子下午 5 点到他的办公室来。"这可能不是好事。"索尔森对伊莲说。爱德华兹博士直到 5 点 35 分才忙完，和这对夫妇坐下来谈。他解释说，肠胃专家从阻塞的胆管中取出的细胞送检的结果呈阳性，证实是胰腺癌。他明确地说，这是重病诊断，这种癌症肯定会危及生命。但有治疗方法，因为这是早期发现，所以还有治愈的可能。爱德华兹博士把他介绍给了马克·皮帕斯博士。他是达特茅斯－希区柯克医疗中心（DHMC）诺里斯棉花癌症中心胰腺癌项目的负责人。

"这些就是我们来这儿两周半前发生的事儿了。一切似乎来得太突然。"索尔森先生说。

自周一下午以来，索尔森做了电脑断层扫描，了解他的肿瘤的确切解剖位置，以及肿瘤侵入其他组织或包围胃、肝和小肠的主要动脉和静脉的程度。胃肠肿瘤委员会对他的病例进行了讨论，这个讨论会每周举行一次，由内科、外科、放射治疗科与缓和医疗、营养师和物理治疗等各科专家一起就每个患者的具体情况讨论，拿出最佳治疗方法。肿瘤委员会对索尔森的一致意见是，继续进行分期评估，如果没有发现癌症的扩散，建议积极的、有潜在疗效的治疗。

6天后，他接受了诊断性腹腔镜手术，这是个门诊手术。在全身麻醉下，一位外科医生在他的肚脐上方切了一个口，将一个显微镜插入他的腹部，并在肝脏上和周围寻找任何肿瘤沉积的迹象，这些迹象在CT扫描或磁共振成像（磁性推测成像）中都是无法看到的。幸运的是我们什么也没有发现。这意味着索尔森先生适合做新辅助治疗——一种放射疗法和化学治疗的联合治疗法。其目的是先缩小肿瘤，为手术全切做准备。这个手术的名称为惠普尔手术（Whipple operation），手术过程很艰难。需要切除大部分或全部胰腺，部分胃、十二指肠（小肠的第一部分）和胆总管，并再造新的胆汁和食物通道——这是到现在为止胰腺癌患者治愈的唯一机会。

这是一个很小的机会。通过新辅助治疗和手术的概率约为75%。即使在这次根治手术后，存活到5年的概率也只有20%多一点。但不做惠普尔手术，机会则是零。

每年有将近 4.5 万美国人被诊断为胰腺癌，男女患病的比例相同。它是第十种最常见的癌症，也是癌症死亡的第四大原因。当胰腺癌被发现时，它通常已扩散到胰腺以外，包裹血管，沿着小神经走，或播散淋巴结。在最常见的情况下，癌细胞已经扩散到胰腺以外，侵入十二指肠或者卫星肿瘤已经到达肝脏，甚至更远。尽管近 25% 的被诊断为胰腺癌的人在一年内还活着，但只有 6% 的人活到了 5 年。除了罕见的例外，所有幸存的人都经历了惠普尔手术。假如每 20 人中就有 1 人被诊断患有胰腺癌，治愈的机会也同样为患者和医生带来了希望。肿瘤医学专家和癌症外科医生通常会记住他们治愈的每一例胰腺癌患者的名字和面孔。

一个非常公开的成功例子是最高法院法官鲁思·巴德·金斯伯格，她的胰腺癌被发现得早。那是 2009 年初，她做了一次 CT 扫描，对 10 年前接受手术治疗、化学治疗和放射治疗的胰腺癌进行常规随访。金斯伯格法官在 2009 年 2 月接受了惠普尔手术，据我们所知，至今没有复发。

这种疾病的治愈和长期生存的潜力促使我积极参与达特茅斯公司的多学科胰腺癌小组，该小组对新的治疗方法进行了研究。因此，我很熟悉索尔森所描述的手术程序的顺序。事实上，这个手术计划制定得很周全。达特茅斯临床研究小组设计了这一系列诊断和分期试验，以减少从诊断胰腺癌到开始治疗之间的时间。癌症生物学要求时间快，延迟就会减少治愈的机会。因此，抢时间是关键。

然而，索尔森夫妇却觉得他们踏上了一条加速的自动步行道，逼着他们要把宝贵的生命抓紧。在我们讨论他的健康和即将进行的治疗方案时，他们看来都很坦然。但我几乎能听到他们周围有气流飞逝带起的呼啸声。凭我的了解，很有可能他最感兴趣的是按节奏来；看来他们依然以为还有时间可以放松一下。

人们常批评医生对患者态度冰冷。若要对患者的经历保持敏感，我的简单做法就是问自己，感觉一下，在类似的情况下，我会怎样做。即使是现在，我有了 30 年的临床实践，大部分都是在安宁养护与缓和医疗中积累的经验，当我想到自己如果被诊断出患上癌症时，我就想象自己要花上几个星期出去走走。我所幻想的地方，是去某个地方的海滩，在开始治疗之前，去评估，了解一些观点，考虑我的选择，然后休息。我在理智上很理解，这个概率不是现实，但我还是一直这样臆想，因为一旦突发诊断有病，接下来就是接受治疗，这个过程就像被吸入漩涡会让人猝不及防。

在现实中，当某人被诊断患有严重疾病，如癌症，或危险的，逐步加重的心脏、肺、肾、肝或神经疾病时，这些疾病的病程发展快慢都不尽相同。为了得到最好的照顾，通常需要马上开始治疗。几乎在所有的情况下，需要做更多的检查，以确定更有潜在疗效的治疗方法，并给患者提供更多的信息资料做决定。即使病程变化缓慢，对这些可怕的疾病做决定自然也会让人有压力。

索尔森一家人当然也是这样。在索尔森因胃痛去看爱德华兹医生不到 3 周时，即 11 月的一个星期四下午，感恩节的前 1 周，他们来到了诺里斯棉花癌症中心一间简朴的小诊室。那个癌症中心位于新罕布什尔州黎巴嫩的达特茅斯 - 希区柯克医疗中心。

他们从佛蒙特州中部开了一个半小时的车，停了车就去登记挂号。之前索尔森刚到检验科抽过血，看过皮帕斯医生，在我们拜访之后，他还要去输液间开始化学治疗。我忙着前后事项衔接准时，不要让索尔森一家人等候。在来之前，我刚刚打印，签字，送走三份报告，按进度接待完一个患者。

在那天早上和索尔森见面时，我就已经了解了他最近的诊断、分期扫描和检查，以及他目前治疗癌症的计划。我也知道他的年龄，这对夫妇已经结婚 32 年了。然而，当我走进房间时，还是有些惊讶，他们俩看起来都那么年轻和壮实。在社交场合，我可能会猜他们的年纪刚 60 岁出头。

看到他如此健硕的外表，并意识到他的生命面临的威胁，我不由得倒吸一口气，让自己平静下来。我微笑着打招呼，停了一会儿，大概有两三秒钟，有意改变了节奏。我敏锐地意识到，对我来说，这只是个寻常工作日的上午，但对我面前的这对夫妇来说，有如晴天霹雳般难以置信，这场经历颠覆了他们的生活。

索尔森让我告诉他们更多关于缓和医疗的事情，以及我们的团队能为他们做些什么。

"简而言之，我们的工作就是确保您和您的家属得到最好的照顾。"我小心地选择我的用语。我解释说，癌症影响的不仅仅是一个人的身体健康。众所周知，被诊断出癌症会影响人们的感觉方式，而不仅对身体，还对他们的计划、工作、希望和对未来的恐惧。它一夜之间就改变了一切。

"真是的。"他说，点了点头。

"心里明白的事要说出来。"我说，"听说很久以前，当家里有人被诊断出病时，他们的家属就会生病。"我停顿了一下。他的表情严肃而专注。"这不是谁的错。"我继续说，"这只是人性的一部分，因为家人彼此相爱。"

他把身子从我这儿转向他的妻子，当他们相遇时，他们稍微一笑，泪水涌上了他的眼睛。他没眨眼，也没想抹掉它。

"这就像被驴子在头上踢了一脚。"他说，"我在军队服过 3 年役，其中一半时间待在越南。我曾向自己保证过，如果我完整无缺地回家，我就再也不抱怨任何事。我信守了这个承诺。"

他说，这些年来，不管他在工作中遇到了什么问题，如个人经济上的困难，甚至他们夫妇俩的父母和两个兄弟的去世，他都是一个"看到好的一面"的人。然而现在，他很难保持乐观。

伊莲一直很安静，看上去像在沉思，有时点头表示同意。此时她开口了：

"这是真的。'像被驴子在头上踢了一脚'是我们的女儿在博客上所说的。她是个作家。一直以来，索尔森都是我认识的最乐观的人。我们一直在读有关这种癌症的报道，现在要保持乐观真的很难。这一切都不像是真的。"

人们在谈到最近的诊断和对他们生活的影响时，经常提到一种不相信是真的感觉，这是很显著的一点。人们哀怨地称道，"这不可能发生"。当然，这是有可能发生的。对索尔森一家来说这就是发生中的事。

"这是个难过的坎，但绕不开。"我说，"我想我已经告诉过您，前面的治疗不是郊外野餐，没有办法说得很轻松。我能说的就是，我们会竭尽所能支持你们渡过难关。我们所有的人，有医学肿瘤学家、外科医生、放射治疗专家，以及我们的缓和医疗团队都在这里通力合作。我们一致认为，除了与癌症做斗争，您的身心舒适也十分重要。我们缓和医疗团队的特别关注点就是这个。"

我停顿了一下。尽管我们都感到沉重，但房间里的气氛比我进来时要轻松一些。索尔森夫妇脸上并没有显出笑容，但他们期待地望着我，眼里甚至透出希望。

能够想像到，他们感觉到了痛苦、无助和脆弱。我的言辞简短、缓慢，边说边观察着他们的表情，不想吓到他们。有时停顿一会儿，留给他们提出问题的间隙。尽管他们只是静静地坐着，思考着我说过的话，重要的是，在我们的谈话过程中，给他们留下了考虑诸多问题的余地。当然，我要谈的方面还有很多。

我抓紧机会，给播下的种子浇水，为接下来要继续的谈话搭建框架。

"我刚才说过了，我要确保您得到生命终期的优质疗护。除了针对这种疾病的所有治疗以外，还包括顾及您的症状和身心舒适，也包括为您的家属提供切实有用的解决问题方面的协助和情感支持。"

作为医生，我在早期与患者交谈时，经常有意使用"竭尽可能的优质疗护"

这个词。当涉及危及生命的疾病时，这是件所有人都会一致同意的事。如果我们或我们所爱的人病重，我们都希望得到尽可能最好的照顾。因此，我们这些作为医生的人也希望能为我们的患者提供尽可能最好的治疗。当然，这个短语的含义因人而异。一个尺码并不适合所有的人。考虑到我踏入房间时，索尔森夫妇那一脸的忧虑不安，我感到在我们首次会面时清楚表明我的意见特别重要。

"我想知道，在这种特殊情况下，当您和您的家属在预测未来时，竭尽可能的优质疗护对您来说意味着什么。"我依次看了看他们俩，想让他们回应。他们接触到我的目光，但都没搭腔。我说的话他们都听进去了。

我用这句话开启一段开放式对话，这是一种不带威胁地接触某个不祥话题的方式。然而，引用"竭尽可能的优质疗护"这个说法并不仅是一个圆通的表达。作为一名缓和医疗医生，我的确需要深入进去才能了解到。

在整个医学专业范围内，这一新学科的目标是让患者和其家属获得我们能够共同提供的最佳的疗护。在一个人得病和疗护的过程中，力求提供尽可能最好的照顾，为采取具体的缓和医疗与服务提供了一个概念框架: 治疗疼痛、呼吸急促或其他症状，在不同专业之间交流和协调服务；明确护理要达到的目标。每个组成部分可能适时地为索尔森夫妇提供最好的疗护。

如今，他们的重点是放在化学治疗和放射治疗上，为几个月后的大手术做准备。在他们和疾病做斗争中，我们全程陪同。而且，如果真到了那个时候，我们也会守护于此，帮助他安详地过世，并扶助他的妻子伊莲走出悲痛。

只要情况允许，我的临床工作在见到新的患者之前就开始了。除了要看患者的病史和测试报告外，我还必须检查他们病历中的例行填写部分。我对患者在入院时提供的户口信息特别感兴趣。尽管这些信息往往很少，但它可以帮助我了解患者的背景和社会状况，也是为第一次见面做准备的一种方式。

关于他的职业、婚姻状况和宗教等栏目，索尔森先生填写的是退休、已婚和天主教。他的回答并没告诉我他是什么样的人，但这只是一个开始。（他写的不同于我上一位患者所写的"失业""离异""无宗教信仰"。）这些户口的信息并没勾勒出索尔森先生的清晰情况，但是，就像画家开始作画的寥寥数笔，或是雕塑家第 1 天落锤动凿的痕迹，让我瞥见逐步会显现的形状了。

这个准备是有用的。在接下来的就诊中，我仔细地听了索尔森先生在退休前做过的工作，他和伊莲结婚有多久了（以及他以前是否结过婚），他对天主教的笃信程度，以及宗教如何影响他对待自己的疾病。

当我问他时，他说他是天主教徒，"但是我在越南看到的……我信仰的宗教是'善待他人'，您明白我的意思吗？"他看着我，我点了点头，告诉他我全然明白。

"我想您可以说我们是'过圣诞节的天主教徒'。我们在一起的时候，每年平安夜都要和孩子们一起去祈祷。"

"复活节也过。"伊莲第一次露出微笑补充道。

"是的。"他深情地看着她，"复活节那天也是。"还笑出了点声。这令我印象挺深的，索尔森和伊莲不仅是夫妻，而且是最好的朋友。

临床医生要成为缓和医疗的专家只能和患者一个一个地打交道，在实践中积累经验。

无论是在门诊的诊疗室、医院病房，还是在会议室和患者见面，我都不给患者做正式的检查，不去注意看他们的外貌、面部表情和肢体语言。这样我就可以去感觉这个人的瞬间状况，并使我能够调整自己的节奏。我可以估出在一次会谈中试着谈多少内容，进而决定要谈多详细，谈到什么地步。就一次看诊而言，患者和患者的吸收能力即听进的内容有所不同，一天和另一天的吸收情况也有不同。如果我想为他们服务好，我需要读懂他们并回应他们的反应，比如他们准备好了，还有些犹豫，或者需要缓一缓。

当然，这是一个过程。临床护理往往是不连续的多个插曲：看医生、化验检查、办手续、住院。然而，从患者和其家属的角度来看，疗护是随着时间推移而发生的一个过程。患者的情况随着治疗有效或无效，也就是好转还是恶化而变化的。每个人的疾病都有一个过程，对"竭尽可能的优质疗护"的含义或理解可能会随着时间的推移而有很大的改变。

作为临床医生，我们的团队必须每一天都要清楚对每一个患者和其家属的疗护内容，并尽可能照做。

缓和医疗的知识和技能通过培训和经验都能获取，除此以外，这种实践还需要有担当。这种担当意味着，他们的首要工作是跟着患者的临床状况或改善或恶化而随时改变的。这就包括在病情恶化时也得在岗。当病情非常严重时，即使每个人都竭尽全力，所有的办法都用上了，结局还是会令人痛苦。

对我们中的许多人来说，行医最难的部分就是有时感到无力使事情变得更好。虽然我的专业承诺是尽我所能地给予最好的照顾，但我做不到十全十美。我真希望我能把索尔森夫妇的磨难和痛苦都解除。但这是生活的现实——他们的生活。然而，我可以承诺，我们的团队将尽我们一切所能，不管未来发生什么，都陪伴他们度过。

通过对他们介绍什么是竭尽可能的优质疗护的含义，我希望，不管将来处于什么情况，这可能有助于索尔森保持定力或稳住阵脚。

涉及个人的生命方面，人们很容易忽视医疗的作用。避免这种情况十分重要。一个人一旦病倒，个人的事再大都会让位于医疗了。

任何一个人在得了重病时，自然会求助于医生和医院。这也是我们的保健系统的最强项。医生们应用进步的医学科技，治愈了致命的感染和保持了衰竭的心、肺、肝、肾功能，或用器官移植或用呼吸维持，心脏搏动或血液过滤的机器替代衰竭的器官。

救人是第一要务，这点大家都理解。毕竟，人没了，还有什么呢？没必要顾及人们所有敏感的，甚至是私密的行为而耽误了抢救生命。不幸的是，现代医生所受到的教育是通过一个透镜来看患者的，他们首先看到的是患者在医学上的问题。以问题为基础的框架和临床评估，这就把医生的注意力导入一条流线，就像是带上眼罩的马，只能看到正前方的疾病和治疗，把更广的情景排斥在外了。

从临床医疗的第一次介绍开始，医学院的学生受到的教育就是为他们所看的每一个患者创建一个问题清单。问题清单就组成了每个患者的病历目录。然而，对于一个身患不治之症的人来说，生命不仅是一系列等着治疗的医疗问题。

但是，在今天的健康保健中，人们的个人生命对于治疗来说是第 2 位的。当一个人生病时，他或她的医生就会说，"我们得做一些重要的测试，然后马上开始治疗。"这句话的意思是心照不宣的："您的个人生命要放一放了。"

当然，对于危及生命的患者来说，生命是不能被耽搁的。医生——包括我所培训的医生——必须能够找出解决问题的方案，同时也要顾及人们所经历的领域——这种疾病对他们的自我形象、工作、关系、计划、生活重心、希望和对今后带来的影响，这些都不能少。

从诊断的那一刻起，像索尔森和伊莲这样的人就有可能成为来到异地的陌生人。对于那些身患重病的人来说，今天的医疗中心可能是令人眼花缭乱的技术环境，给人们提供希望，驱散绝望。对于那些治愈不了，每况愈下的患者，除了积极的治疗方式外，这里是退而求其次的地方。这里没有不切实际的承诺和不祥氛围，有的是给他们提供最佳疗护，解决不适。

由于在达特茅斯－希区柯克医疗中心接受治疗，索尔森夫妇获得了现有最好的癌症治疗。我想帮助他们对自己的个人生活和优先选项保持一些客观的看法。

对于索尔森和伊莲夫妇来说，最好的治疗方法就是对索尔森胰腺癌的诊断和检验正确，进行合适的治疗。对于他的症状——疼痛、呼吸困难、胃肠道不适、便秘或腹泻——也需要精心的护理。这将需要有专人协调各种服务和预约，进行持续、实时和清晰的沟通；坦率地讨论潜在问题；规划如何预防危机，以及危机发生时的应对措施，它需要个人专注、人文关怀、技术专长和爱心护理的交融。

我希望，今天我们和患者建立融洽的关系，就是为明天的可信赖的治疗关系打下基础。也许有一天，我或我们团队的另一名成员会用到这种信赖，帮助索尔森夫妇在进一步治疗的潜在益处和病情恶化的风险之间，以及在已知费用，相对于他们个人的时间和生活质量之间找到平衡点。

临别前，索尔森夫妇和我约好在 3 周内见面，这是他们下一次预定到肿瘤科诊所看皮帕斯医生的日子。我给了他们我的名片和我们的缓和医疗服务项目的小册子，我指了指电话号码，并强调，如果他们有紧急问题的话，24 小时都有缓和医疗的医生在值班。

离开索尔森一家时，我深有感触，他们的经历是那么与众不同，同时又再熟悉不过了。

没有一模一样的两个人。即使在生理和医学上有两个人的诊断是一模一样，其疾病的表现形式也不尽相同。一个人得病是人与疾病的相互作用。我认为临床上的"真正医生"是具备掌握医学科学并能解决问题，同时把每个患者看作一个完整、独特的人的医生。可惜的是，目前，当好一个真正医生要求有逆水而上的游泳能力。

在许多方面，美国的保健体系实际上是一个疾病治疗系统。这一不同点已经深远地衍生到我们的社会，不可避免地触及我们的个人生活。我国的医学教育体系所培养的 21 世纪的医学院学生、住院医生和研究人员所从事的是专科疾病治疗，全科医生很缺乏，几乎稀有。现在，我们的内外科病症是分门别类的，配有各类专科以及亚专科的专家。在心血管疾病和神经血管疾病的内外科都有分科更细的专家。同样的，除了在肿瘤学和神经病学中有全科专家（这个称谓是赋有含义的），神经－肿瘤学的内外科都有分科更细的专家，他们分别是心血管疾病和神经血管疾病的医学和外科分科专家。同样，除了肿瘤学，事实上，内分泌学、胃肠病学、肾病学、肝病学、皮肤科、眼科、精神病学等领域都出现了分科。目前，对于任何可能出错的部位，都有专门针对此部位疾病的专家。

在这种情况下，患者的诊断（"病理学"）是中心焦点。整个的患者没有归属任何单一学科来负责。曾几何时，电话还是靠拨号。那时的医生和他们的办公室其实就是提供保健的系统。20世纪80年代和90年代初，基层保健医生仍然发挥着核心、协调作用。但时代已经变了。今天，内科医生、家庭医生、儿科医生或妇女健康医生可能诊断出严重的疾病，可一旦患者踏上通往治疗的自动步行道，他们就很可能失去与患者的惯常联系。

缓和医疗的学科代表了我们的保健系统对过度专业化和分工精细的医疗护理的一种应对。我们在缓和医疗方面的重点是整体的患者及其家属。

在21世纪，医疗保健服务是由在复杂的系统中工作的、高度专业化的团队提供的。在我们现存的世界里，最好的疗护不仅仅需要有优秀的医生。它需要一个团队——实际上是团队组合——有效地进行沟通和合作。

缓和医疗是一种治疗与护理危重病情的跨学科团队工作模式，它针对身体、情感、社会和精神上的忧虑痛苦，并寻求改善患者及其家属的生活质量。在这方面，必须区分"跨学科"一词和"多学科"一词。当来自不同学科的不同专业人员评估患者并在患者的病历中写下建议时，就会发生多学科护理。"跨学科"意味着这些学科的代表定期在同一会议室进行沟通和协作，制定个性化的疗护计划。无论患者及其家属是否参加正式的疗护计划会议，他们都是这一过程的中心。他们的喜好、价值观、优先考虑的事都是团队建议的导向。

跨学科团队促进创造性的合作，总体效果优于各部分相加之总和。跨学科疗护计划往往比通过互动较少的进程制定的计划更为周全。

采用合作的疗护途径并不会削弱临床人员个人——尤其是医生的重要性。近年来，老年医疗保险和保险条例，日益复杂的保健系统和公司，利润至上的药品，都削弱了医生的权威。但即使在这些复杂的系统和分科精细的年代——尤其是在这些系统和年代——医生还是对人们的疗护和生活质量起着巨大的影响。当一个人得了重病时，有个好医生是一件举足轻重的事。

为了更好地服务于患者，医生需要了解他们的患者和其家属的观点。从临床的角度观察和听闻相对于患者和其家属对所经历的表述，观察和感受是大有不同的。

因为，每个患者和其家庭，就像索尔森一家人，都是独一无二的，为了尽可能地做好服务，医生和保健系统必须制定以人为本的、高度个性化的护理常规。

为了做好服务，医生还必须当老师。我们必须教育患者和其家属，以及其他临床医生。事实上，英语中的"医生"这个词来自拉丁语，是教学的意思。在学术医院，临床实践和临床教学是交织在一起的。教学是一项特殊的荣誉和重大的责任。除了加强基础科学、治疗原理、证据基础和医学技能之外，我还训练年轻的医生仔细聆听，让他们能够开始想到患者和其家庭在经历人生最困难的情况时的感受。

# 第二部分　生死抉择

# 第二章　自顾不暇，左右为难，进退维谷

当时麦克斯韦尔夫人的家人是在讲述他们慈爱的母亲、姑姑和祖母的往事，我听得很仔细。

我们坐在重症监护室（即 ICU）的会议室里，那儿人很多。珍妮斯·麦克斯韦尔家族的 6 名成员出席了会议——她的女儿埃维和女婿弗兰克；她的儿子埃利斯和儿媳，以及她的孙子小埃利斯；以及住在麦克斯韦尔夫人隔壁的侄女茜茜。除了我自己，还有在我们的服务中心轮岗的肿瘤科同事卡特里克·乌特利医生、克里斯汀·格芬医生、麦克斯韦尔夫人的主治医生、神经科医生、心脏病科室医生、照顾麦克斯韦尔夫人的主要护士，重症监护室的一位社会工作者和一位牧师。

另外两个专门科室（传染病科和心胸外科）的成员曾就麦克斯韦尔夫人的护理也会诊过，但他们这次来不了。我们的患者也不能到场。珍妮斯·麦克斯韦尔在重症监护室 11 号房间，她上了呼吸机。她的家人和医疗团队今天下午需要讨论一些关于她的护理的重要决定。

大约两点钟，我呼叫了卡特里克，根据达特茅斯血液学 – 肿瘤学研究共享计划最近增加的一项要求，他在我们的服务中心要工作 4 周，现在他已经完成了 2 周。他和我们科室的从业护士贝·蒂普里斯特、我们的社会工作者劳拉·罗拉诺一起在诊所看过患者。我想让他和我一起参加即将到来的重症监护室的家庭会议。

当麦克斯韦尔夫人的家人还在重症监护室外面等候时，我们来到了她的床边。卡特里克和我简要地评估了一下麦克斯韦尔夫人的情况。我们跟她说话，让她知道我们是谁，"我们来给您检查一下"，我们摸了摸她的手和额头。看有没有任何反应。没有。我们注意到了 5 种静脉滴注和每种药物当前滴注的速率。卡特里克从监视器上记录了数据，记录了她的脉搏、血压、血

氧饱和度和呼吸机的设置。我们两人同她的护士讨论了她的药物剂量和整体情况。

麦克斯韦尔夫人69岁，她的健康状况不好已有好多年了。除了超重外，她还有高血压，每天服用两片药，她还有糖尿病，使用了两种胰岛素。每天早上，她注射长效胰岛素，当她的手指葡萄糖测试反应饭后血糖高时，她便给自己注射短效胰岛素。

3周前，麦克斯韦尔夫人发热，于是全身疼痛。后来，当她坐在厨房桌子前，从周末版的"山谷新闻"中剪下折扣券时，她突然看不到右边视野中的任何东西了，并感到头晕，仿佛房间在旋转。她的侄女茜茜当时在楼上，听到姑姑叫了起来，茜茜说她在大声地哼叫。当她看到姑姑倒在厨房地板上时，她立即拨打了911，并安慰她，直到救护车到达，急救医疗的技术人员（EMTS）就把麦克斯韦尔夫人送到当地的急诊科了。在那里，医生马上诊断出是中风，但也敏锐地认识到发热、弥漫性疼痛和局部神经缺陷是心内膜炎的症状和体征，她心脏中一个或多个瓣膜受到了细菌感染。急诊科医生对麦克斯韦尔夫人的典型皮疹，和在她指甲内发现碎片状的微量出血都做了记录。给她抽血，送到实验室测试，包括细菌培养，开始静脉注射，然后把她转送到达特茅斯－希区柯克医疗中心。

麦克斯韦尔夫人的感染很可能始于她腿部一侧的一个小创口。现在她的心脏深处，血液培养和回声心脏图显示，在她的主动脉瓣的腱索和瓣膜的尖端小小的叶状结构上有一簇葡萄球菌，这些葡萄球菌正在把受感染的碎片送到她的循环系统，就像显微镜下的微小甲壳虫似的细菌随血流动。它们有些停留在她的大脑中，阻塞了那里的小动脉，并引起了突发的症状。她的几个症状——头晕和困倦——在第1天开始改善，因为动脉壁的痉挛实际上是受到血栓的影响而产生的，也逐渐在恢复。然而，这些不是简单的血块或造成麻烦的动脉粥样硬化的碎片。每个血栓都有个小脓点，到处都是细菌感染。

她大脑循环中每个受感染的小动脉都能出血。所有这些就解释了为什么麦克斯韦尔夫人突然失去视力，眩晕，以及她的意识水平出现的消长变化。

受急性疾病影响的器官不仅是她的大脑。有些带细菌的血栓走到肾脏和肌肉中，有些落在她指尖的毛细血管终端。但她大脑中的病变是她眼前能否活下去和以后长期恢复的最凶险的威胁。

在入院时，麦克斯韦尔夫人的病情岌岌可危。她很困倦，似乎没有注意到她失去了右面的视力。当达特茅斯－希区柯克医疗中心的护士和医生问她在哪里时，她平静地说她知道。而且，每当被问到她疼不疼时，她都告诉他们说她不疼。在她被达特茅斯－希区柯克医疗中心收住院后的40小时内，麦克斯韦尔夫人的病情开始好转。抗生素似乎阻止了她的心脏和大脑的感染进展。当静脉注射药物渗透到她全身的组织液中时，细菌所到的其他地方的感染和炎症开始减弱。她的热退了，她的情况变得不那么危险了。她的灵敏度稍有好转，能吃几勺苹果酱和果冻了。

在第3天的晚上6点22分，麦克斯韦尔夫人突然没了反应，呼吸变浅。她的女儿埃维和埃维的丈夫弗兰克之前来看她，一直在她的房间里，这突然的变化引起了他们的警惕，于是立即叫来了麦克斯韦尔夫人的护士。医院的应急反应小组（简称ERT）听到呼叫后过来，给她做了气管插管。麦克斯韦尔夫人一动不动地仰面躺着，那个危机医疗护理人员站在她的头顶上方，他用拇指张开她的嘴，用喉镜的钝金属片慢慢从她的舌头上压过去，抬起她的舌头，直到他借助喉镜的灯光能看到她的喉咙，然后把一根有无名指粗细的塑料管通过声带置入她的气管。这个置入的气管内导管的另一端牢固地连接到一个足球大小的氧气袋，然后由一个呼吸治疗师抱着，有节奏地挤压，她随着麦克斯韦尔夫人的床和所有的设备同步移动到重症监护室。

到了地方，一名ICU护士接手了麦克斯韦尔夫人的"全部氧气袋装置"，同时呼吸治疗师再将气管内导管连接到机械呼吸机上。从那以后——在过去的 22 天里——呼吸机每分钟产生了高达 14 次的呼吸，每次呼吸 4.5 秒，麦克斯韦尔夫人就没有自己吸过一口气。

新做的一次 CT 扫描显示了阵雨似的多次小中风，约 15 次或更多。在神经学上，这是一个严重的后退。虽然人们可以改善，有时还有令人惊讶的效果，但在中风的早期，甚至在中风后的头几周，麦克斯韦尔夫人遭受连续中风的累积打击则预示着疾病较严重。

从心血管的角度来看，至少在目前，她的情况还稳定。但她的主动脉瓣因葡萄球菌感染而受损，衰竭的风险很高。主动脉瓣衰竭，原本已经承受了很大压力的心肌可能会在几分钟内要她的命。充其量，这个感染可以抑制几个星期甚至几个月。唯有手术才能治愈，用机械的主动脉瓣代替她受感染的主动脉瓣（她的心脏太大了，不适合用猪心脏或人类尸体做的生物瓣膜）。在机械瓣膜更换后，需要使用防止血块和血栓的血液稀释剂，但不巧的是她的中风情况还不能使用。这是一个做不做都行不通的情况。然而，即使没有这些复杂的因素，麦克斯韦尔夫人的其他健康问题，包括糖尿病和她的体质（身高约 161.54 厘米，体重约 127 千克），使心血管外科医生认为她挺不过手术。CT（心胸）手术小组在他们的书面会诊报告中没有提出手术，但建议继续积极的药物治疗，并提出将在几周后重新评估，看她的病情是否有好转。

在 11 月中旬的这天午后，当我们在 ICU 会议室见面时，麦克斯韦尔夫人的总体医疗状况并不乐观。自从她被紧急转移到重症监护室的那天起，她的意识状态就一直停留在最低限度上。大多数患者需要止痛药物和镇静药物来抑制咳嗽，即不由自主地 "冲击" 呼吸机，因为这样会把压缩的有氧空气逼入气管，但是她不用药物就耐受了这一切。这是一个有希望的迹象。

在每天的绝大多数时间里，她都完全没有反应，没有任何动作，对人声或触摸也没有任何可见的反应。在过去的几天里，她偶尔有过一两次面部表情，或者似乎握住了某人的手，但医生或护士都很难判断这些动作是有目的的呢，还是仅为肌肉的反射。

目前负责护理麦克斯韦尔夫人的是危重症护理专家格芬医生，她咨询了我们的缓和医疗服务中心。她希望我们帮助麦克斯韦尔夫人的家人考虑她的虽然还稳定但很糟糕的病情，澄清对她的护理目标。

在我们中心用于检测转诊患者的治疗数据汇总表上，"澄清护理目标"一项是住院患者咨询我们的最普遍的指示性原因。格芬医生希望我们能帮助麦克斯韦尔家族理解并将有关长期使用呼吸机，医疗治疗用的营养和补液，这些需要做的治疗决定都分门别类地列出来。

在我和格芬医生交谈中，她细说了麦克斯韦尔家庭是怎样一个很有向心力的家庭，他们的成员很难于一时适应患者病情的严重程度。这是一个特别困难的情况，她觉得，因为在这段时间的每一天，麦克斯韦尔夫人的病情既没好转，也没恶化。不管怎样，参与麦克斯韦尔夫人护理的各科室之间的共识是，她长期存活的前景渺茫，她的任何独立功能恢复正常的前景更不容乐观。

在下午开会之前，我曾简短地和麦克斯韦尔夫人的女儿埃维和女婿弗兰克碰了面。在头天晚上大约 6 点 20 分，我到她的床边去了一下，当时他们正要离开。他们两个都在工作服外罩了一件外套。埃维穿着肖氏超市工作服，弗兰克穿着一件芥末黄的府绸衬衫，上面印着他的名字和一家民用燃油公司的标志。我做了自我介绍，简要地解释了我们缓和医疗科室的作用，并说我将参加第 2 天的会议。他们说知道麦克斯韦尔夫人病情的严重性，并感谢我的到来。他们道歉说不能停留更长，因为他们家里还有一个十几岁的儿子和家务事要做。这次见面虽短，但为接下来的交谈开了个好头。

当天下午，病区内的走廊里人来人往，卡特里克、我和麦克斯韦尔一家就在那儿站了几分钟。当早些时候的一次会议刚结束，人们从重症监护室那唯一的会议室里出来，我和几位护士、住院医生和一位路过的勤杂工——微笑点头。我们的缓和医疗科室成员熟悉重症监护室人员的面孔和名字，因为我们和危机医疗护理科室是密切合作的单位。

重症监护室的社会工作者可妮·波洛克在几分钟前给每个医生和护士都发了短信，提醒我们开会。现在，她和我就当引座员，把每个人都带进房间。麦克斯韦尔夫人的家人就坐在长长的、古老的、金色的橡木会议桌的一侧，椅子就是整个医疗中心到处都有的很结实的灰色折叠椅。墙壁贴满了杂乱的通知和传单，有要开的会议通知，一个护士的告别派对，以及质量改进项目宣传，8—10月份的呼吸机相关性肺炎和静脉导管感染的每月数字曲线图。在一个占了半边墙的白板上，是用手写的图表和计算血管阻力的公式，说明这最近刚上过一堂教学课。

每个人都坐定后，可妮对我点头示意，我就开始讲话了。"大家好。我是拜洛克医生，我在缓和医疗服务中心工作。既然我们这里的来宾不少，在座的有些人我还没有见过，我建议我们先互相认识一下。"我转向右边的女人，她点头表示认可。

"谢谢，拜洛克医生。我是埃维·钱德勒，麦克斯韦尔的女儿。"

"我是弗兰克·钱德勒，埃维的丈夫，也是麦克斯韦尔最喜欢的女婿。"

他在红袜队帽檐下露出了微笑。家庭其他成员对他的说法要笑出声却又忍住了。一个人道出原委，因为她只有弗兰克这一个女婿。

大家轮番介绍自己，语气都很柔和尊重，家庭成员和临床医护人员都一样，介绍自己的姓名和与麦克斯韦尔夫人的关系，以及和她的护理工作的关系。会议就此开始进行了。麦克斯韦尔夫人的每个家庭成员、医生和工作人员依次自我介绍后，轮到我来谈这次把大家召集到一起的目的了。

有两个决定需要做出——如果不是今天，那么要很快。第一个问题是是否放置气管造口管采用长期机械通气；第二个问题是是否放置PEG（经皮内镜下胃造口）管输入营养和补充水分。这两项程序都要求经过正式同意。这次马上召集大家开会的目的就是要就此做个决定，以确保在临床实施上经过完备的和道德上的程序。当然，不仅仅是这些程序上的风险和潜在的好处有必要讨论，而她的总体状况、预后和一般护理也需要讨论。作为会议的主持人，我认为讨论的重点在于，要以麦克斯韦尔夫人的生命和她这个人为基础。

临床小组对她的器官结构和她的大脑与心脏的内部解剖有着许多了解，但我们没有一个人在她中风之前遇到过她。我们曾经单方面问过她话，但从来没有和她交谈过。

"关于麦克斯韦尔夫人的病情，我们今天有很多事情要讨论，至少有两种治疗方法要考虑。但由于我之前和你们没有见过面，也从来没有机会在她生病之前和她见过面，我认为了解一下她个人会有帮助。我知道她丧偶，有一家面包店，但仅此而已。我甚至不知道她在哪里长大。所以，如果您不介意的话，我想知道我们是否可以花几分钟谈谈她这个人：她的经历，她在过去和最近所做的事情，以及她喜欢和不喜欢的事情。"

埃维头一个说。她说大家都亲切地叫麦克斯韦尔夫人为"马西"（注：一个举重运动员的名字），因为她的精力充沛。她想到我们心里也许不这样认为，就特别说到，人们都很惊讶像她母亲这样体态肥大的人能有这么多的能量，并且一贯如此。她在纽约的奥尔巴尼长大，上高中时和她的家人搬到佛蒙特惠恩。她和她的丈夫埃尔伯特在二十几岁时相遇，当时两人都在青山的夏令营工作。第二次世界大战结束，埃尔伯特回来后去当了机械师。她为几家地区餐馆烘焙，但主要是作为母亲照顾两人的儿女。埃尔伯特在 1989 年突然去世了。随着孩子们长大独立，麦克斯韦尔夫人在埃尔伯特去世 1 年后开始了自己的餐饮事业。她还有时间来担任县食品银行的董事会主席，并组织该组织的假日募捐活动。

在过去的几十年里，镇上的警察局长和学校官员知道麦克斯韦尔夫妇（珍妮斯和埃尔伯特）总是愿意收留有问题的孩子或青少年，有几天，有时更长，直到这些孩子有了其他安排。其中一些孩子待的时间要长得多，他们后来就成为麦克斯韦尔大家庭的成员了。

参加会议的每个家庭成员都说麦克斯韦尔夫人是他们所能拥有的最好的母亲、姑姑和祖母。她总是打电话了解他们正在做的事情。这不是因为她多事——她是真心地感兴趣，她就是他们生活中的一部分。她的孙女和侄女说，她知道关于她们的一切：她们正在上什么课，什么时候要考试、要交论文，她们参加什么运动，在哪个俱乐部，甚至她们和男孩约会！茜茜说，她教会了马西发短信，她们每天至少交换两三条信息。

我对大家表示了感谢。整个介绍花了 6 分钟，时间虽短，我们那些只认识患者麦克斯韦尔夫人的人，看到了一个充满活力的完整的人。我想我们都能更好地理解她家人的状况：他们对她活下去的希望，他们做决定的压力，他们面临的恐惧和隐现的悲伤。几分钟的交流将会使我们把她的治疗护理工作做得更好，并帮助到他们所有的人。

我要求危重护理医生检查麦克斯韦尔夫人目前的情况和需要做两个程序的合理性。格芬医生说她的病情大致稳定，但她很小心地补充说："她还是处在病危之中。" 她解释说，气管切开术包括在患者的喉下（即喉结下）放置一个短塑料管通过她的脖子和她的气管。气管切开术会保护麦克斯韦尔夫人的声带和气管的狭窄部分的。塑料树脂造口术包括放置一个宽度约为自来水笔的塑料管通过人的腹壁，直接进入她的胃以提供营养和水分。来会诊的神经科医生解释说，如果感染可以停止，可能需要许多星期才能看到麦克斯韦尔夫人的意识和功能水平的提高，但她的余生都可能需要大量的护理。

没有人建议撤回她目前的任何治疗。虽然没人说出口，但大家都明白，到了某一时刻，更多的治疗对她可能不是最好的。到了某个点，我们可能需要讨论她离世的方法。很有可能不是今天，但总之会很快。

即使没有宣布患者处在正濒临死亡阶段，通过提出可能性——暗示如果病情恶化，不进一步升级治疗是合理的，甚至要考虑撤掉维持生命的治疗——

21 世纪的医生所处的情况很困难。人们来看医生是为了拯救他们的生命，而不是求助去死。在这种情况下，医生可能会因为建议让一个人死亡而遭到一家人的解雇。他们会寻求第二、第三、第四和第五种意见。在他们的坚持下，总能在一个名气更大的医疗中心，找到处理他们这样或那样的病情的"真正的专家"。

不仅仅是我和我的缓和医疗医生同僚曾有被解雇的风险。我见过备受尊敬的外科医生、内科医生和肿瘤学家认为进一步的治疗是徒劳的，而被愤怒的患者或者其家人换掉。通常，治疗只是转移到愿意坚持治疗的医生手里。如果不可能，医疗中心的道德委员会将会介入，力求达成协议。只有在这一做法解决不了冲突时，案子才会提交法院由法官听证审理。这个过程可能需要几个月，是很寻常的事。患者在做出任何决定之前就死了。

精明能干和很有主见的倡导者是一个强大的，往往达到既是最佳并又可行的疗护必不可少的因素。要想有效，倡导者要因地制宜，朝着可办到的目标；否则，可能适得其反。

重要的是要确保医生不要过早放弃治疗。在医生并非恶意或能力不足的情况下，有时也有患者的病情虽复杂但可治疗的情况，患者被告知没有延长生命的任何办法了，实际上还有办法。对一个医生的医术高超程度、经验或个人价值观，或某单一的医疗中心的技术能力都要持谨慎态度，别让这两者中的任何一方不恰当地限制患者对治疗的选择。

同时，承认治疗的生物学极限也很重要。即使是最精明能干和很有主见的人，如果得了不治之症，竭尽所有积极的治疗，最终还是难免一死。

根据我的经验，当一个患者的疾病明显发展和并发症增多时，病情本身就在告诉患者和他 / 她的家人了。随着病情不断地侵蚀生活质量或需要更多的药物来减轻痛苦，健康状况日益恶化，最不愿承认现实的亲朋好友到后来都会意识到他们的亲人正在走向死亡。

　　我已经知道，要更好地赢得人们的信任就要参与。我们的团队建立信任：第一，通过注意患者最迫切的需要，如处理疼痛或其他痛苦。第二，我们通过定期提供关于患者病情的信息，解释它的意思，并以解答患者和其家人想要了解的各种深度的问题来建立关系。随着变化的需要，"解释它的意思是什么"就包括讨论患者目前的病情对患者生存的影响、康复前景和可能的长期功能状况，以及相应的护理需求。"解释它的意思是什么"是个累人和耗时的事情。沟通不是缓和医疗中的辅助或杂务，而是我们学科的核心治疗媒介。做缓和医疗的临床医生听取、传达信息，以及回答问题和关心都很有效率，所用的时间不是占用了我们的医疗实践，其本身就是我们的医疗实践。

　　这种通过处理症状、注意家庭关心的问题、治疗上的沟通和衔接来建立信任的缓和医疗途径是一种不同类型的重症监护。就临床医生的时间和精力而言，这种付出当然是高昂的，但从长远来看，它的作用更大，效率更高。缓和医疗通过提高质量（以及患者和其家庭满意度）的方式起到危重护理的补充作用。虽然这种疗护方法很费时费力，但与陷入和患者及其家庭琐事，不得不解决和处理冲突相比较，这种程序通常花费的时间和资源更少，因而也是最佳的。

　　麦克斯韦尔夫人之前已经在当地急诊科，后又被转移到达特茅斯－希区柯克医疗中心的急诊科，被收治入院，即被转入重症监护室，挽救生命的重症治疗对于最佳的可行疗护是起关键作用的。但在我们相遇的那一天，事情并未有起色。或者说，在这个实例中，还谈不上有起色。她的预后是越来越暗淡。她的家人正在竭尽全力探知对于麦克斯韦尔夫人的最好的疗护方案。我们都在找。他们的希望仍然是治愈。然而，在过去的1周左右，大多数家庭成员已经意识到这不可能发生了。然而，知道自己的亲人正在逐步死亡是一回事，把它挑明是另一回事。

　　这些实际上是个生死攸关的决定。停掉她的呼吸机，她很可能会在几分钟内死亡；没有药物输液，她会在几天内死亡；不输送药物营养，她就会在几周内死亡；最为紧迫的是关于气管切开术的决定。因为环绕气管内导管的充气塑料护边终究会造成气管内层四周出现压疮和瘢痕。作为一般的指导方针，谨慎的做法是在插管两周后造"一个气管"，在第 22 天时，就需要做出决定：继续或撤管，因为管一撤，然后就是断开她的呼吸机了。

我心里暗想，如果麦克斯韦尔夫人已有一份预先嘱托就会对她的家人很有帮助。预先嘱托就是一个生前预嘱，即长期有效的医疗保健授权——是一个法律文件，人们可以在其中指明，如果他们患了重病，无法为自己做出决定时，他们对医疗护理方案的首选。如果有的话，我可以用它作为会议的谈话内容通知大家。但实际情况是她和 75% 的美国人一样，未曾做过这个文件。

对麦克斯韦尔夫人的病情和治疗的考虑，就是一个例子，如果事先备好这些文件就可以解决这种情况了。

一份长期有效的医疗保健委托书是一份若在您病重不能说话的情况下，指定一个为您说话的代言者姓名的正式文件。生前预嘱提供当您进入绝症晚期，无法自己做出决定时，您对医疗护理方案的首选。

久而久之，这些文件越来越多地被合并为一个单一表格的两部分。预先嘱托在每个州都得到法律承认。各州也通常承认在其他州达成的文件。

麦克斯韦尔夫人正在接受医疗护理的新罕布什尔州，根据州法律，授予无行为能力的成年人的配偶、孩子或父母以正式的决策权是必须要授权书的。没有这样一份文件，就没有人能拥有最终权来对麦克斯韦尔夫人的治疗做出重要决定。我们作为负责她医疗护理的医生，于是就求助于麦克斯韦尔夫人的家人，来帮助我们澄清医疗护理的目标，并作为过程中的合作伙伴，做出这些关键的决定。事实上，即使有生前预嘱，在承认文件中指定的权威性个人的同时，我们也努力就决定每个患者的护理目标，在参与的家庭成员间达成协议。

我决定看看麦克斯韦尔夫人的家人是否能感觉一下，如果有一份生前预嘱，她会在其中写些什么。我问她的家人，如果麦克斯韦尔夫人今天能为自己说话，他们认为她对自己的医疗护理会说些什么。

埃维低头看着桌子，轻声笑了笑。然后，她抬起头说，回忆起一个场合，她的母亲谈到一个中风后瘫痪的邻居。"我记得妈妈说过，如果她不会做饭、不会吃东西、不会给自己擦屁股，她就不想活了。"大家的笑声表明了都认同。

埃维的兄弟埃利斯说，他相信他们的母亲会认为躺在重症监护室有这么长时间是荒谬的，还有，她会想摆脱痛苦。弗兰克和埃利斯的妻子都点了点头。小埃利斯，我猜他有二十四五岁吧，他在上高中时，曾经和大力士生活在一起，他也认同，她不会想靠机器维持生命。

有几分钟，大家一致认为，麦克斯韦尔夫人会更愿意缓和地死去，我想也许就在今天吧。但她的侄女茜茜，自从讨论麦克斯韦尔夫人的事以来都没有发言，此时却提出反对。"就这么让她死是不对的。"她轻轻地说，低头看着她摆在会议桌上的双手。"只有上帝才能取走一个人的生命。"

这个意见就像冬天的寒风从敞开的门钻入房间。在桌子周围，气氛突然变冷了，大家耸起肩膀，低下头。

我后来得知，茜茜在她自己十几岁的时候已经挣扎在酗酒和吸毒之中。两年多前，她加入了匿名戒酒者协会，从那时起就完全戒掉了。她参加了 12 步计划的治疗，作为该计划的一个组成部分，她皈依了基督教。"马西"在茜茜康复的过程中一直起着很重要的作用。

埃维打破了令人不快的沉默。"茜茜，没有人在说要杀害'马西'。但她的病好不了了。"

"但她还是可以好起来的。他们没有说她绝对好不起来。有人处于她的病状，但后来就好转了，甚至昏迷了几年的人都有。奇迹总在发生，您是知道的。"

奇迹确实会发生。有时，违背所有的概率，几近死亡的患者就莫名其妙地好转了。不是说要否认这点，我并非想否认。但奇迹的本质就是发生的可能性很少。当然，谁能说奇迹不会在这儿发生呢？

如果我对麦克斯韦尔一家了解得多一些，如果我有时间取得他们的信任，我对自己的思路可能会更有把握些。我也许会要求茜茜考虑一下，麦克斯韦尔夫人可能当时在他们的厨房里突然发病时就去世了，她最初被救活，本身就是一个奇迹了。我可能启发她，过去几周让她和家人已有了和她姑姑共处的宝贵时间，以及相互扶持的机会。如果我更了解茜茜，察觉到她对基督教的信仰有多么虔诚，我可能会请她就上帝那么爱他的子民，而他们为什么还会死的问题和我谈谈她的理解。我可能会温和地肯定茜茜，相信上帝爱她的"马西"阿姨是对的。当她回答，"是的，上帝当然爱她。"我就会问她，有没有这种可能，上帝的意志已经在执行了呢？

但在刚认识他们的当天，说任何事情都有可能过分。奇迹问题的提出实际上排除了同意让她今天死亡的任何考虑。

茜茜痛心的恳求和她对"马西"的不舍是显而易见的，她需要家人支持。我尽力说服她，没有人想扮演上帝，或者以任何方式减少她姑姑康复的机会。我说我们大家都在努力思考她的愿望，但也都看到了，即使在重症监护室，"马西"的死亡风险也很高。茜茜的眼神碰了我一下马上就移开了。大部分时间都看着她搁在会议桌上的手。她看来不像是生气，只是悲伤和难过。当会议将近结束时，家人和我们各科的专业人士决定多给一点治疗的时间，并都同意，继续进行气管切开术和胃造口术。这两项手术第 2 天都放在手术室里做。

重要的事做了决定，我便问她的家人，要不要在治疗中设置任何范围。我具体地谈到并分析了心脏除颤器和血管收缩剂的使用，以及用于收紧心房、加快心脏搏动、强心的药物，其副作用会造成心脏和其他器官紧张。她的家人——以埃维和埃利斯为首决定，治疗不得进一步升级。这意味着，如果她的血压由于新的感染或突然的心脏问题而下降，她就不会接受"升高血压，收缩血管"的治疗。如果她的心脏突然停止，没有人再会按压她的胸部，也不再电击她的心脏。在这部分讨论中，茜茜默不作声，安静地坐着。她似乎很知足，通常只有年长者说话有分量，这次她的话说服了大家，还保护了她的姑姑免于过早死亡。

我向她的家人保证，我们的团队将每天检查麦克斯韦尔夫人的病情，尽我们所能提高她的舒适度。排班计划之前已经出来了，我是感恩节的值班医生，所以我说我那天会亲自照顾她。我问他们是否希望我们带一个 CD 播放器和她最喜欢的音乐到她的房间。他们都同意，说那会很好。"她爱猫王普雷斯利和约翰·尼科什。"埃利斯说。"还有加思·布鲁克斯的任何歌曲。"茜茜补充说。

"好的。"我说，"我知道我们有一些猫王和约翰·尼科什的歌曲。我会让我们的一个志愿者带一个大型手提式录音机和一批音乐碟子到她的房间。你们如果要带音乐，尽管带来。如果您有'马西'的照片，也请带几张。我很想看到她快活时的照片，照片会有助于我们大家更好地了解她。"

我们说好了，在感恩节后的星期二下午三点再安排一次见面。我感谢他们都到场了，然后大家就慢慢散了。

我同意，作为与会的总体，我们是做了决定，但我对发生的事情并未全然放心。我想知道从卡特里克的角度来看，会议开得怎么样。

他和我将会在当天晚些时候讨论会议的内容和过程，为了让他了解情况，我把所发生的事情都捋了一遍。已经开过的会议包括医生家庭沟通和共同决策这些关键要素。大家都挺满意。然而感恩节之后的星期二是 12 天之后；这似乎是太久以后的事了。我知道麦克斯韦尔夫人怎么也活不到那个时候了。对此批评也很公平，因为我们和我在会议结束时，已经把球踢出去了。要想辨明对错也不难，她即将进行的手术毫无意义。卡特里克和我将讨论这种情况对集体、资源，对其他可能从重症监护室获得床位的患者的影响——重症监护室的床位长期以来都是满的——全国各地成千上万的人处于类似的困境中。我国有 3228 家医院设有重症监护室，共有 67000 多张重症监护室的床位，许多床位几周来一直被危重症患者占据。

我打算以更坦率，撇开人情因素的评估向卡特里克解释。那么，对有些家庭成员来说，如果仅是考虑到茜茜的忠诚，也许会感到说得过了。对茜茜来讲，就是残忍了。除非我一步跨出极大的距离，否则临界点在哪儿是不知道的，一旦过线，信任就崩塌，代之以冲突。

事实上，尽管医院的健康护理资源面临压力，我们还是可以继续治疗麦克斯韦尔夫人的肾衰竭、呼吸衰竭和心力衰竭，即使这只是为了让她的家人有时间来适应她无法康复的现实。我们的医院和全国各地的医院一样，有足够的资源来做到这一点。这种治疗得到了美国医疗保健的充足资金支持。在世界许多地方，重症监护室的床位和呼吸机供应都很稀少。如果麦克斯韦尔夫人在那些国家被插了管，现在就有必要取消生命支持，让她死。但在我们的医院不会，在美国不会，在今天不会。时候还没到。

这种临床上的情景对在医院和重症监护室工作的人员来说都很熟悉，尤其是在转诊中心。

当然，麦克斯韦尔夫人的情况是很独特的。她是一个有着与众不同的生活故事的善良人。尽管如此，类似于麦克斯韦尔夫人和她家的基本情况，在我们医疗中心的重症监护室是每月发生多次，在美国各地的医院每天都发生多次。

当我用脑海中的眼睛扫描了达特茅斯 – 希区柯克医疗中心的两个主要的重症监护室，我拍下了其他几个患者和家庭的快照，他们目前都处于类似的困境。

万达·史密斯，27岁。1周前，她做了一次手术，切除了一个包裹着她子宫、膀胱和直肠的大肿瘤。肿瘤的征象现在没有了，意味着她有可能恢复健康。这将是一个了不起的成功，但是在手术后的 12 小时，她还没有醒来，仍然没有自主呼吸。

唐纳德·吉尔伯特，75岁，他是一个丈夫、父亲和祖父。他在某天早上刮胡子时中风了，有一个血凝块在他的大脑中动脉内形成，它是颈动脉的主要分支之一，并导致血凝块以外的动脉的机械阻塞和痉挛。急诊科脑卒中小组使用的溶栓药物未能改善他的病情。他说不出话来，听懂了话的反应很少。吉尔伯特先生已经有两次脱离了呼吸机。那两次，他自主呼吸都不到 24 小时，然后突然恶化——可能是黏液堵塞在支气管或吸入唾液——只好呼叫心脏应急反应小组来，紧急重新插入支气管内管。现在，就像他的哥哥在床边观察到的，"他看起来是体力竭尽了"。

伊达·萨穆埃尔，62岁，在过去的三年半里一直与肺癌做斗争。我们的团队对她很了解，在她看门诊和住院期间我们都一直跟着她，协同胸部肿瘤学科室的治疗。萨穆埃尔从来不想讨论如果她濒临死亡时的愿望，因为她觉得这样做会违背她要积极对待的承诺。出于同样的原因，她从来没有填写预先嘱托。她是一个积极性很高的患者，癌症被诊断出来，她就戒烟了。她进行了积极的化学治疗和呼吸治疗，并切除了一半的左肺。一年内，癌症又复发了，转移到了她的肺、淋巴结和骨骼。那是 18 个月前她被转介给我们的时候。她已经比大多数病情相似的人活得长得多了。从那时起，她在医院里待了几个星期，因为支气管或气管狭窄，导致肺炎在她仅存的左肺反复发作。7周前，一位肺心病专家用光纤支气管镜放置了一个支架，使开口变宽。然而，现在肺炎又卷土重来了，她又回到了重症监护室。除了肺炎，她的肺周围还有感染的液体——一种叫作脓胸的情况——这需要一个胸腔引流器通过皮肤，在左下肋骨之间，不断排出肺和胸壁间隙中的脓液。她上了呼吸机，由于她拍打呼吸机，明显地在忍受痛苦，就给她用了镇静剂和麻痹剂。与此相关，她的血液中有细菌感染，造成血压持续低水平，因此需要用低剂量的血管紧张素药物。

凯文·哈迪，42 岁，在健身房突然心脏骤停。在场的人给他做了心肺复苏，使得内科急救专家得以重启脉搏。一次他在达特茅斯－希区柯克医疗中心接受了紧急心脏导管插入。一位心脏病专家找到了堵塞点，用一个微小的气球撑开堵塞的动脉，放置了一个像指套似的小膨胀支架。血管成形术成功地解决了他的心脏问题。为了尽量减少他大脑的肿胀和损伤，他的身体被冷却到 33℃。两天后，再缓慢地把他的体温回升到 37℃。但他一直处于严重的昏迷不醒状态，没有神经恢复的迹象。

下一个是华莱士太太，她住在一个稍大的拐角房间里。她的故事和她丈夫对她的尽心照顾已经给我和我们中的许多人留下了难以忘怀的印象。这个 78 岁的华莱士太太充分利用了 20 世纪的医药。 她在 1989 年得了乳腺癌，死里逃生，并做了双侧髋关节置换手术，以及冠状动脉绕道手术。她每年都打高尔夫球，穿雪鞋行走，一直感觉很好，直到去年初春——也许是在 4 月中旬，这些是她入院时告诉询问她病史的住院医生的。她有多日感到疲乏，没了食欲。她的医生给她安排了一个血检，结果显示白细胞计数高得惊人，骨髓活检发现她有一个淋巴瘤，但能治疗。在余下的阳春和初夏，华莱士太太做了 3 轮化学治疗，都很成功，她熬过了反复发作的口疮和脱发。到了仲夏，她感觉自己就像回到了以前的自己。然而，在 8 月，她开始在讲话中打瞌睡，甚至在吃饭时也是如此。她的甲状腺正常。她大脑的扫描显示了一些非特异性的白质变化。腰椎穿刺，也称为脊柱抽液，证实她的脑脊液和大脑中有一个淋巴瘤。它已经不再是可以治愈的了。

到那时，华莱士太太只能在唤她的名字时睁一下眼睛。她偶尔紧握一只放在她手里的手。她 57 岁的丈夫，退役的陆军上校威廉·华莱士，在家里雇了私人护士做帮手，尽心地照顾她，每当她发热，他就打电话叫救护车，因此，她在整个夏末和秋季住了4次院。

华莱士太太近3周前做了胃造口。从那以后她就一直在医院里。放置胃造口的手术很顺利。然而，华莱士太太的身体耐受不了营养液（类似于婴儿配方奶粉），即使是很少的量都不行。而对应她的身高和体重，这是满足她所需的正常热量。她的肠道似乎没有反应，无法蠕动或吸收滴入胃里的液体。每当营养液的滴注加快时，她就发生腹泻。她还会出现"高残留"，就是说液体潴留在她的胃里，不移动。此外，更成问题的是，尽管温度一直保持在30℃或者更高，但是她的咳嗽反复发作，很显然这是由她的食管和气管的混合回流造成的。现在，因高成分的吸入性肺炎，她又回到重症监护室，再次插管并上了呼吸机。华莱士先生一直守在她身边。

这些案例中的每个患者和情况都不一样，并且都有明晰可辨的主题。

为了维持生命，他们每一个人都需要保护他们的呼吸道，并且很有可能延长呼吸机的使用，以及输入治疗用的营养和水分。每个病例的功能恢复机会都很小。指望患者会工作、开车，甚至再行走是很渺茫的。这些患者恢复如解手、洗涤、刷牙、梳头、吃饭，这些最基本的自理机会都微乎其微。

他们不能自理的程度并没降低我们对他们护理的质量，患者不能自理的单个条件并不是撤回延长生命治疗的理由。失去自理能力，四肢瘫痪的人依靠他人的最基本的护理，大多数人获得了满意的"新正常"态，许多人过着积极、富有成效的生活。相反，我刚才描述的重症监护室的患者却没有哪一位能再次享受一顿饭或一次交谈，读一本书，看一部电影，上网，或是开车。具体情况要具体处理，人们可能对什么样的生活质量值得维持没有一致的意见，更没有社会共识。但就个人而言，考虑什么样的生活质量值得其维持却是有重大意义的。我认为，当事人的生命是有合乎逻辑的存在理由的，当其患有危及生命的疾病、身体完全不能自理、其生活质量丧失殆尽这三者结合时，决策者才能允许那个人死亡。

当然，对于痛苦中的家人来说，伦理分析和存在的理由、临床类别和预后指标都似乎是无关紧要的。

在吉尔伯特中风之前，他的家人期待着在希尔顿海德岛上一起度过圣诞节，同时庆祝节日和他们五十周年结婚纪念日。"被心肺复苏救活了"的哈迪先生，是新罕布什尔州湖泊地区一所中学的校长。在他心脏骤停后，整个镇都组织了守夜和会议，并在树和电线杆上绑了白丝带为他祈福。 万达·史密斯做完癌症手术后，还没有醒来，她的儿子才 22 个月大，她的丈夫、父母和兄弟姐妹心里都空荡荡的，无法想象没有她的未来，她的儿子几乎不离她左右。

萨缪尔斯太太的儿子、儿媳和小孙女每周都来探望她，他们只待很短的时间。他们住在康涅狄格州，一直以来与他专横的母亲保持着名副其实的距离。现在她的肺癌已经恶化了，她在重症监护室，没有了感觉，他们感到矛盾。他们了解她永远不会想放弃，但他们又不忍心看到她受罪，并且感觉得到，就她目前的身体状态而言，她已经没有生命了。

华莱士上校和太太有 6 个孩子，8 个孙子和 2 个曾孙，他们中至少有 4 个人一直待在重症监护室的等候室。上校总是守候在她身边，用乳液涂抹她的手臂和腿，并与她轻声交谈。与他在工程设计上的成就极不相称的是，每天，他都几乎用孩子般的天真向护士和医生询问他朋友建议的或他读到的有关淋巴瘤的新治疗方法。

我常想，如果一个家庭能听到危重患者的声音，正确地决定就好做了。但即使这样也并非万无一失。 当患者能够为自己说话时，有时同样难以做出决定。

卡特里克和我大步走过拉尔夫·巴克的房间，拉尔夫·巴克是重症监护室的一名慢性危重患者，他也处于困难的境地，只是拉尔夫的决定是由他自己做的。两个多月前，我遇到了拉尔夫（他不喜欢别人称呼他的姓，叫他巴克先生），当时危重护理服务部要求缓和医疗服务部帮助拉尔夫和他的家人明确对他医疗护理的目标。

拉尔夫，56 岁，只比我年轻几岁，但遗传缺陷的作用使他患有糖尿病，他很容易出现自身免疫性疾病和长期疾病。他在 49 岁的时候，肾脏失去了功能。他的肺部由于反复感染造成了炎症和瘢痕，还有慢性结肠炎、腹泻和溃疡性皮肤疮。他的腿和背部的溃疡需要每天换敷料，结肠造口每天要做护理，每周做 3 次透析。他大部分时间都困在床上或一张特制的轮椅上，因为几年前，右腿因骨感染被截了肢，当时他的体重超过 90 千克。尽管如此，他一直在家里享受着自己的生活，这主要归功于对他忠心耿耿的妻子莎莉，她现在已经精疲力竭了。

九月初的一天，拉尔夫突然患了严重的感染，降低了他的血压和呼吸能力。他几乎死在救护车里，但经过两周的抗生素抗感染、机械呼吸和全天候护理，拉尔夫的病情再次稳定了，虽然只是某种程度上的稳定。现在他的气管切开了，晚上还需要呼吸机呼吸。拉尔夫今天没有死，但也快了。他也在遭罪。尤其是，拉尔夫老说他不想死。当我们提起这个话题时，他从来不想过早考虑死亡和仇恨。他的生前预嘱一直完成不了，没有正式授权给任何人一旦他无法为自己说话时代他说话，但实际上现在正是时候。

每次我见到他，他都央求我两件事：要我开药，让他感觉好些；让我送他回家。恐慌和焦虑使他感到喘不过气来，即使氧气水平很好也如此。除非处于昏沉状态，否则他沉溺于索要更多的镇静药物，但这只会使他的呼吸变得更糟，回家的期盼遥不可及。

他从来没有告诉莎莉或他的任何医生，如果他不能康复，他会想要怎样的医疗护理，他的无奈可想而知了。在拉尔夫看来，死亡仿佛是任选项，他想要我们竭尽一切所能延长他的生命，包括当他的心脏最终停止时，使用心脏复苏术。他一再告诉我们他想活，想回家。但正相反的是，他被困在重症监护室，因为他的器官系统在衰竭，而且他选择的是接受技术支持以保持生命。在现实中，拉尔夫身体健康状况连最先进的治疗方法都不能使其恢复。由于他无意探索通过这个困境的情感和精神的途径，我们大家所能做的就是延长他的死亡过程。特里·特梅斯特·威廉姆斯在她的名为《避难所》的书里，讲述了她母亲生病的故事。有一天，在她母亲生命的最后几个月里，她母亲反思到："死亡的过程不会引起痛苦，对死亡过程的抵抗则会引起痛苦。"每当我去和拉尔夫这样的患者以及危重患者的家属碰面，悉心倾听他们的意见时，我常会想起这句发人深省的话。

家有患者或有好友生病的人有时问我，怎么会知道他们和家人是否到了这种处于抵抗死亡痛苦的困境中。虽然我并非情愿给出建议，恐怕被错误地用于特指的个人和具体的情况，但我可以就普遍情况提出一些泛泛的看法。

如果您丈夫的癌症在第一次手术和放疗后继续增长，又连续做了两到三次化学治疗，您可能会接近这个困境了。肿瘤专家是把最好的药物放在最先使用，这个道理是不言而喻的。其他问题的答案可以帮助估计离这个困境有多近：癌症是否扩散到多个地方，包括他的一个或多个骨骼、肝脏、肺或大脑？他服用了抗凝血剂后是否还出现了血块？他体重下降了吗？没食欲有多少周了？他需要多大帮助才能四处走动，爬楼梯，甚至洗澡？

如果您母亲进入重症监护室已经两周或两周以上的时间，病情还未出现逐步改善，您可能就处于这个困境了。从预后的角度来看，长期住在重症监护室的情况往往都令人担忧。她需要呼吸机，还是连续性静脉血液过滤（连续性肾透析）或血管加压药物？当一个患者在重症监护室已经很长一段时间了，众多治疗的每一项都是指向持续器官衰竭的证明。"管线"的数量——静脉注射，动脉导管，内部检测——内腔引流管的数量，伤口敷料的数量，抗生素的数量，需要的镇静剂的数量。数量越多，患者的病情就越严重。

要清楚的是：这是在总体上谈，我刚才所说的每个案例都有例外。然而，这些情况听起来何曾相似，您和您的家人可能已经面临着是追求活下去，还是放弃对死亡进程的抵抗，在巨大痛苦之间要寻找平衡了。身体健康的人避免谈论死亡，部分是认为"在时间到来时"讨论这些事情会更容易。然而，生病的人和他们的家人发现这并不一定。随着疾病的进展，有时还会变得更难。有时，即使一提起这话题，也会令人感到心有不诚，并非一心盼好。

这些和我所知道的任何情况一样都是很冷峻，毫无可笑之处。然而，我所知道的对这种困境最贴切的描述是来自过世的喜剧演员吉尔达·雷德纳。她在 20 世纪 70 年代的每周六的晚上有现场直播表演，她扮演的角色名叫罗珊·雷塞纳丹纳，以观察一般的生活，"不是这事，就是那事，反正总有事。"而广为人知。多年后，她被诊断为卵巢癌，做了广泛的治疗，并长时间不发作。她成为一个毫无保留的、令人信服的与癌症共存的倡导者。她写了一本和癌症共存的书，选择的书名就是《总是有事》。吉尔达·雷德纳于 1989 年死于同一疾病。

每个人的死亡都有原因。每次出现新的并发症，医生会给它一个名字，给您再做诊断。它可能是一种新的感染，或新的出血，或凝血（有时两者同时发生）来源。每一个诊断都有一个可能治疗的方法，如果您还没有在网上查过的话，医生会坦诚地告诉您。

然而，当某些人的主要疾病还在进展，或者他们总的病情导致他们身体虚弱，几乎没有机会好转时，每次决定治疗一个致命的病症时又会引发另一个并发症。那么问题就变成了：什么是您或者您心爱的人可以接受的死亡方式？

这就是我们所有人最终都跑不了，为自己或挚爱做生死抉择的问题。作为一名缓和医疗医生，我的工作是帮助这些回避不了死亡结局的人们明确他们的选项，做出最适合他们的决定。

卡特里克和我从重症监护室通过自动双门进入一个内部员工的走廊。除了大厅尽头的一个楼道管理员，只有我们两人。有好长一段时间，我们没有说话，我们每个人都在思考会议的事儿，不知和对方说些什么。离我们办公室大约一百米远了，我说："这份工作总让人保持谦卑。"

卡特里克恭敬地笑了笑，又走了几步，他补充道："我听您说了，也是啊，我们来这里做的工作就是服务。"

"啊哈！您早都注意到了啊。"我和他一起笑了。幽默和友情是应对苛刻指责的舒缓剂。作为一名医生，有时"来这里就是服务"意味着绞尽脑汁，尽心尽意，但不要把感情牵扯进去，至少不被过度牵扯。

您知道我常说的另一句话吗？"这病不在我们身上。"我说。这是一句要点，不是调侃。这句最精辟的界定是一个私人高级医生给一个做培训的高级医生谈及的。我讲的是一个历经数百年，代代相传的，技艺精湛的专业传统。

作为一名教育医生的医生，我有意提请注意，肆意夸大我们自己的重要性是危险的。医生很重要，但最终，这病不在我们身上。毕竟我们职业存在的唯一理由是为了他人的福祉，同时，我也努力灌输这个价值观，并身体力行，做出无微不至的好榜样。最终，没有人能完全控制另一个人身上发生的事情。有些东西是医学界掌握不住的。然而，我们可以为您服务。我们可以到场，动用科学和技术所能提供的任何好处，同时我们关注的重点永远不要离开我们服务的人。这就足够了。

　　"不让一人孤独"活动的志愿者会议开完了，卡特里克和我啃着会议上剩下没吃完的葡萄和饼干，交换着会议的要点。我解释了为什么我要说我做了什么——为什么我又没有多说。那次谈话对麦克斯韦尔夫人的家人来说是十分艰难的。卡特里克也有同感，如果我们施加了定向压力，我们很可能会把茜茜推到情绪崩溃的地步，并可能在其他人中引起愤怒。这需要一点时间。

　　在开过诸如此类的会议后几个月，我与患者的家人交谈过，他们说，在讨论治疗决定时，他们的妻子或丈夫、母亲或父亲、姐姐或兄弟、儿子或女儿的生命安危未定，当时他们感到他们的头在旋转，他们的心在破碎，他们的世界在分崩离析。有些人告诉我，他们听不到在说的话。有些人可以听到这些内容，但只能在字面上理解它，或者这些话听清了，但感到不像真的。有个人描述的是感觉上很不稳定，就像踩在独木舟上，无法迈步，或者无法从两者中选一个决定。

　　麦克斯韦尔夫人再也没有熬到感恩节之后那个星期二。她的家人和医生在星期天下午一点又开了一次会。周五早上 3 点 45 分左右，她完全停止触发呼吸机，她的腿和手臂僵硬，呈现"去脑强直姿势"，医生和护士都知道的不祥征兆。这表明压力在她的头部迅速形成，对她的大脑造成向下的力量，并将她的脑干推到颅底圆形开口的骨脊上，这反过来又导致正常的自主神经功能，如呼吸停止。这个过程被称为脑疝，是致命的。

　　他的神经外科住院医生被呼来做紧急处理，给予静脉点滴甘露醇，这是一种从大脑中提取的液体，脱水以减少肿胀的药物。紧急 CT 扫描显示，她的大脑右侧呈现新的出血和水肿，导致她大脑的其余部分向下和向左移位。神经外科医生接下来把麦克斯韦尔夫人送到手术室，在她的头皮和头骨上打孔置管引流，吸出她大脑右顶叶的血肿，缓解增高的压力。阻止了脑疝形成和生命垂危。

埃维在星期五早上 5 点 20 分接到了她母亲病情恶化的消息，医疗团队决定不再对她强化治疗，但还是允许扫描和随后的手术。我在早上晚些时候看到了埃维，当时她的母亲刚从手术室回到重症监护室，星期六下午我查完房后又看到了她。她是一家大型超市熟食店的管理人员，她已经请了假，大部分时间都待在医院。埃利斯和他的妻子及儿子也来了。格芬医生不再是麦克斯韦尔夫人的危重护理主治医师，但我和危重护理研究员拉希德医生谈过了，他很了解麦克斯韦尔夫人的情况和她的家人，我们安排了在星期天下午见面。

我们在同一间会议室见面，很清楚，星期六晚上工作人员吃了比萨饼。我很快把空饭盒和未打开的无糖百事可乐从桌子上拿走，把塞满的垃圾桶推到一个角落。这次会议上唯一的临床工作人员是我自己、拉希德医生和她的重症监护室护士茱莲妮·亨特。麦克斯韦尔家族由埃维和弗兰克、埃利斯和他的妻子与茜茜做代表。在过去的两天里，她的神经系统状况，扫描和她的用药中发生的变化，以及她的手术都已经一一及时地告知了埃维和埃利斯。他们知道她的康复前景现在已经没有了。

在简要回顾了过去 1 周为维持她的身体状况所做的事情之后，我提道，除了所有的治疗之外，我们还做了些安慰麦克斯韦尔夫人并表达我们对她尊重的事。

牧师们每天都来看她，并为她祈祷。她自己的牧师已经来过两次了，现在已经在这里了，他们做完礼拜后就开车过来了。我们的缓和医疗服务有不让一人孤独的志愿者，他们也每天都来，确保 CD 播放机常开，她的房间有音乐播放。在她的病房和重症监护室的公共区域之间的那扇落地滑动玻璃门上贴了一张"请了解我"的海报，她的家人在上面写道，她喜欢人们叫她"马西"，而在"职业"旁边写着"世界上最好的面包师和母亲"，有十几张"马西"健康时的照片。其余的地方留有空白，照片上的她通常穿着围裙，经常站在厨房里或餐桌后面。其中，有些假日照片，还有和埃尔伯特与她在集市上的一张照片。在大多数照片中都有几个孩子，其中大多数显然不是她的亲戚。有一张拿胶纸斜贴在上面的旧照片里，她看起来已有 40 多岁了，坐在一辆摩托车上的后座上，前座上是修饰整洁、年轻得多的特里默·弗兰克，她紧紧地搂着对着相机咧着嘴笑的女婿。

我看了每一张照片，对他们丰富的家庭生活，我评论说："看得出来大家会深深地怀念她的。"

弗兰克哎了一声，说："医生，大家已经在怀念她了。"片刻间，大家都沉默了，然后她的媳妇笑出声来，这使全家人都会心地笑了。房间里的医疗专业人员静静地坐着，一头雾水，埃维于是解释了里面的笑话。大家都知道，"马西"为感恩节晚餐烤了 8 ~ 10 份馅饼；那里会有南瓜和桃子馅的，两种苹果和椰子奶油馅的，里面至少有一种是弗兰克最喜欢的山核桃 – 枫糖馅的。在这个感恩节，他不得将就着只吃苹果和南瓜馅的，他咧嘴笑了笑，忍下内心的难受。

这一刻幽默的轻松并没有减轻我们讨论的严肃性。弗兰克的话表达了一个不争的事实，就是没人能替代"马西"。以后的境况就大不一样了。在这么多方面，她已经走了。他们仍然是一个家庭，对"马西"的共同的爱维系着他们。即使是她帮助抚养的寄养儿童和与"马西"没有血缘或婚姻关系的朋友，也总是会分享他们对她的爱和她在他们生活中的重要性。

"我们上次见面时，我们是打算在周二再聚一次，可以想见的是，决定强化治疗继续到什么时候是件难事。现在发生的事让我认为，她的生理状况是在为我们做那些决定。"我在结束之前停了下来，"但大自然本身是否已经宣布麦克斯韦尔夫人要死了，还难说。"

在这类讨论中，我通常使用"自然"这个词，因为我知道，对于房间里有宗教信仰的人听来会和上帝的含义相同，是可以接受的。一般我是在得知患者的信仰后，才会和他们谈及上帝。否则，我先要问清他们的信仰，看是否对我了解他们有所帮助。在获知他们的信仰、传统和他们使用的语言后，在交流上和对他们的支持中起到事半功倍的效果。

在这种精神和希望的氛围中，我轻声地与茜茜交谈。"我知道您觉得上帝在照顾'马西'，他有一个计划。您认为有可能他是在叫她回家吗？"

"是啊。我想'马西'是很累，她准备去天堂了。"她说道。她的表情悲伤，但很平静。她没有生气，似乎是顺受了。

"那么，我感觉到在场的各位都很难过，都同意该让麦克斯韦尔夫人过世了。"我停了下来，看着房间里的每个人。大家点头和眼神交流都肯定了这一点。除了我和拉希德博士，人们相互抚摸或拥抱他们旁边的人。

我想向您保证，停掉呼吸机，拔出气管内导管的过程不会使她感到痛苦。她的死亡会很平缓的。我们会守候在她边上，稍有不适，我们就会给她加注额外剂量的止痛药和镇静剂。有时，人们在呼吸机停止后要活几分钟到几个小时，但她的情况特殊，我想她的死亡来得会很快。

"我们并不急于马上做。如果你们想让家人或朋友来看望，我们就留几个小时给大家，请各位行动吧。"

埃维和埃利斯都有一份名单，他们已经通知了人们，昨天白天和晚上与今天早上大家都来过。他们觉得，他们只需要几分钟再一次待在这个家庭的中心，她的床边。他们的牧师会做几次祈祷。他们不想亲临她死亡的时刻。

这次会议只持续了 20 分钟。

45 分钟后，在麦克斯韦尔夫人停掉呼吸机的过程中，我陪在拉希德博士旁边。我们以前没有这样合作过。作为一名资深的内科医生和教师，我想在进行之前确保拉希德博士对程序有一个明确的理解。我和他详细地复习了我们会给的具体药物、具体剂量，以及我们断开呼吸机要采取的步骤顺序。

　　她的家人离开了她的房间，向等候室走去。

　　拉希德博士和我立在旁边，乔琳配置好药物，呼吸治疗师关掉了呼吸机，并将其与麦克斯韦尔夫人的气管内导管断开。她死得很平静。没有挣扎的迹象，没有痛苦的表情，抽搐，或呻吟。唯一可感知的变化是心脏追踪器显示的，每分钟86次的窦性心律突然间到心跳的停止，她的肤色由肉粉色转为铁灰色。

　　当乔琳清理麦克斯韦尔夫人床上多余的设备时，拉希德博士和我去了候诊室，告知埃维、埃利斯和她的其他家人，她已经平静地过世了。凡有想和她的遗体告别的，敬请进入。

# 第三章　协调——权衡潜在受益与风险承担

当我的好朋友赫伯·莫雷尔被诊断出患有严重的癌症时，我就知道他很可能死于癌症——他后来的确死于癌症。在治疗决定中，我不想让他只是获得舒缓而非治愈（当其他医生说的时候，我讨厌这个短语）。当然，我期待并将确保专家对他的舒适和生活质量的关注，然而，如果当时有一个明确而简单的决定，我真希望他能被治愈。

我正朝着一楼的癌症中心走，它在圆形大厅交界的一个大开放区域，有一个宽大的八角形花岗岩信息柜台，位于医疗中心标志性的建筑特征——金字塔玻璃天花板的正下方。这是一个十字路口，有繁忙的要道或购物中心的感觉。主街沐浴在春日的阳光下。

"赫伯，还好吧？好几个月没见了。"当我们握手时，我说。

赫伯·莫雷尔是我所知道的最聪明的肿瘤学家和最敬业的医生之一。他穿着随便，但即使对他来讲，他穿的牛仔裤和法兰绒工作衬衫也略显破旧了。

他淡淡地笑了笑，说："还好，我得了癌症"，用一种嘲弄的无关紧要的口气说。

"什么？什么癌？说真的，您是开玩笑吧？"

我们站在窗前的阳光下，那是公共场所，医疗中心的专业人员、门诊患者、小贩和游客都在我们周围晃来晃去。

"不，这不是开玩笑。周末我得了黄疸病，去了急诊科。他们做了一组筛选，果然，我的肝功能测试结果升高。CT扫描显示胆总管有肿块。我刚从格雷格的办公室来。"他补充说，他指的是格雷·里普，一位肿瘤学同事。"我想我要么得了胰腺癌，要么得了胆管癌。我打赌是在胆道，因为我也有贫血。"他对自己临床检查结果的解释到最后都是以一种学术腔调，来叙说对所关注的细节的疑惑。

"我现在要去找斯图·戈登做内镜逆行胰胆管造影（ERCP），让他给这个该死的东西做个活检，看看他能不能放置一个支架。"他说，他的声音依然带着无动于衷。

"哦，真糟糕，赫伯。"我说，"您还好吧？莱莎对这个消息怎么看？"赫伯和莱莎是夫妻，莱莎也是肿瘤医生，在附近的佛蒙特工作，也很忙。

"是啊，很糟糕。我想她很难过。我们目前是过一天看一天。过不了多久我可能就需要您的服务了。但现在，我得看看能做些什么。本周晚些时候，我需要一个正电子发射断层扫描－计算机断层扫描（PET-CT扫描），看看是否有机会把这东西弄出来。"

我看着赫伯朝内镜检查室走去做ERCP。胃肠医生斯特拉特·戈登博士将给他静脉注射药物来缓解疼痛并使他镇静。然后，就像之前介绍过的，胃肠医生对索尔森先生操作过程那样，斯特拉特会将一个挠性发光镜，通过赫伯的口腔和喉咙，进入食管到胃，再进入十二指肠，这是小肠的第一部分。斯特拉特将找到从肝胆的胆汁和胰腺的消化液流入十二指肠的开口（即壶腹，胆道支架植入处）。

赫伯被安排在那周晚些时候进行PET-CT扫描，这是一种对应于一个人内部解剖的，计算机化图像的联合扫描技术，用于揭示代谢活跃肿瘤的三维位置。就赫伯的情况，它的目的是发现——或希望排除——转移癌的地点。如果存在，这将意味着他的癌症是IV期，就不可能手术了。

即使现在，他就清楚手术的前景是暗淡的。他也知道手术是他唯一能治愈的机会。今天倒是无须做决定，但赫伯知道，过不了多久，他就会在治疗方案上面临艰难的抉择。

他痛苦地意识到，说是想要"把这该死的东西取出来"，但机会是很渺茫的。无论是胰腺或是"胆管"，在这个区域长癌的人很少有活下来的。那里的癌症的发现通常是偶然的，在恶性生长引起任何症状之前，在它们扩散之前，甚至在显微镜下还看不到。然而，赫伯决心一丝不苟地做，往最好的结果想。假如他是某个处在同样情况的患者的癌症医生，他也会这么做的。这是他作为一个教了几十名肿瘤医生的达特茅斯血液学－肿瘤学奖学金项目的教师，在培训中要做的事情。

赫伯在还没有肿瘤学家这个称谓之前就进入这个职业。在他职业生涯的早期，在越南当过陆军医生，之后赫伯对治疗癌症患者有了极大的兴趣。当他开始入行时，关于癌症治疗的知识体系还没有获得专业地位。他像海绵一样吸收肿瘤科学，似乎从直觉上就能理解癌症对人们身体造成危害和破坏的无数方式。除了成为一名完美的临床医生。赫伯从事了治疗肺癌，引领了对抗这种疾病最前沿的早期研究。他是德拉特茅斯市，我现在工作的诺里斯科顿癌症中心的创建者之一。

但这些还没说到他这个人。赫伯是个多才多艺的人，一个有着坚定信念的人——从正确的肺癌治疗到国家政治，从抚养孩子到美食烹饪，从家具制作到视觉艺术——他都有自己的见解，以及一种调侃的、嬉闹的幽默感。与赫伯和莱莎共进晚餐总是会刺激和濡养我的味觉、头脑和灵魂。

赫伯长得仪表堂堂。身材高大，肌肉发达，满头浓密卷曲的头发，蓄着八字胡，声音洪亮，他喜欢穿格子法兰绒衬衫，这给人的第一印象并不太顺眼，会想到保罗·伯恩扬遇到威尔福德·布姆利。赫伯嘴里喜欢咕哝，听起来像一个男中音口里含了一颗弹珠，难以让人听懂。当他问的问题别人不明白时，他会提高声音重复，这样做通常也不奏效。他有时会被惹恼了或不耐烦——他深沉洪亮的声音就像雷声滚过。通常这时您还是搞不清他在说什么，但您知道他认真了！

　　赫伯·莫雷尔发恼时，毫无恶意。他待人热情，大多数患者在头十分钟内就会喜欢上他。他动听的喃喃自语和诚挚的关心消融了人们的恐惧（尽管我从未搞清过他们是否真听懂了他说的话）。一个来自赫伯的拥抱能比任何药物都抚慰患者。

　　难怪他们很信任他。他曾治疗过的患者在住院时往往会自豪地向工作人员表示，"我是莫雷尔医生的患者之一"，真诚的交往是互相的。几年后，他和莱莎离开医疗中心，一起在附近的一个城镇上开了一家私人诊所，在周末，赫伯经常穿着法兰绒衬衫和雪靴，探访正好在我们大学附属医院住院的他的患者。

　　实际上，除了他随身携带的外套和他穿的运动鞋外，那天在圆形大厅，他看起来一如既往。

　　"这样吧，在这周晚些时候您跟我联系一下，或者打电话给莱莎。"赫伯说。他随时准备要走。我们偶遇时只聊了两分钟，但我能感觉到，赫伯想把心思只放在他的预约和扫描上。这个借故很好，我们就此打住，再谈下去就会动情，过于伤感了。

　　"好吧。多保重自己，好吗？"我说了句自己也不知所云的话。

　　"好的。"他向我挥挥手，朝四楼走去。

　　这看起来不像真的。我往前走着走着，心里有些难受，就像赫伯和莱莎在过去几天的心情吧。那是一种迷失。我想，他们的情绪一定是起伏不定，在尽力保持冷静，甚至想找回平衡。他的癌症不仅扼住了他的身体，而且占有他和莱莎的生活。我想知道现在对赫伯最好的治疗是什么，将来又会出现什么情况。

　　医疗有一个基本的道德原则，除了在极其紧急情况下，在进行任何治疗之前，都需要得到被治疗者的同意。当治疗的风险很大时——例如手术治疗或放射治疗或化学治疗——需要正式的"知情同意"，这通常需要患者（父母或指定的决策者）签署一份同意书，证明他们理解和接受手术的风险。

通常对风险和潜在受益的分析是很直接的：想象一个简单的平衡尺，其中风险和潜在受益在木板尺的两端，由一个中心支点支撑。在这个理想化的比喻中，木板尺开始时呈完美的水平度，代表决策过程中的均势，在医生或患者方面均没有偏见或偏好。当然，每个医生在每一次对患者治疗前提建议都要运用自己的判断。医生被训练去进行一次"风险－收益分析"，在他们自己的头脑中，看看治疗在实际上是否值得考虑。

但是，当病情严重者的医疗变得更为复杂——通常风险更大，但也更有效时——道德准则也随之演变，以顺应现实世界的复杂性。

当今的知情同意的最佳做法都要求有一个称为共同做出的决策过程。顾名思义，共同决策意味着医生和患者的合作，在就治疗方案做出联合决定的过程中，检视提出的治疗方案所具有的风险和潜在好处，平衡治疗中的风险和已知负担。虽然以这种方式可以做出决策几乎是不容置疑的，但在习惯上，医疗决定，如果不是由医生单独做出的，还是以医生为主做出的。

这种新的、协作的医疗决策方法的先驱之一是詹姆斯·温斯坦，一位骨科医生和公共卫生服务研究员。在 20 世纪 90 年代早期，温斯坦是一位著名的脊柱外科医生，他认识到手术和非手术治疗背痛是各有利弊的，即使是确诊的缺陷问题，如椎间盘脱出也是这样。虽然做过手术的患者可能好转更快，但有不常见，却非常严重的围手术期风险。他还注意到，无论患者是做了手术或包括物理治疗在内的保守治疗，到了 3 个月或 6 个月，他们在疼痛和功能方面似乎都相当不错。温斯坦博士认为，他有责任仔细解释背部手术的风险和潜在好处，使最终的决定由他和他的患者共同做出。看来这一过程在直觉上很有说服力，也受到患者的热烈欢迎。温斯坦说服了他在达特茅斯－希区柯克医疗中心医疗保健系统的脊柱中心的同事，使这种强化的方法成为知情同意的标准实践。

在医疗中心内，詹姆斯·温斯坦的方法逐渐赢得了广泛的支持。共同决策中心于 1998 年开业，位于主街，在圆形大厅和食街之间，中心位于一个主要地段，方便人们随时进出。在那里，人们可以找到有关常见手术和癌症治疗，肺和心脏，肾透析和移植治疗的印刷传单或视频信息。如果他们愿意，可以接受一对一的咨询。如果考虑是否将肾脏或一部分肝脏捐赠给亲戚或好友，也可以在中心找到信息或得到问题的答案。基金会涉及的方面继续拓展：是否用激素替代疗法治疗更年期症状？如果您是女性,已知患有早期乳腺癌,那么在做放射治疗或乳房切除术之前，是否先要做肿块切除术呢？如果您是一个健康的 50 岁男性，是否要进行前列腺特异性抗原前列腺癌筛查测试？如果诊断为前列腺癌，是否进行放射治疗或外科前列腺切除术？除了癌症，还有关于是否用药物治疗孩子的注意力缺陷障碍，如何考虑痴呆症父母的机构护理和家庭护理的资料等。所有这些都代表了从传统医学的方式上的巨大转变。在直接向患者及其家属提供指导方面，基金会和达特茅斯 – 希区柯克医疗中心的共同决策中心正在向 21 世纪医疗保健的一个重要趋势推进。

在全国范围内，温斯坦帮助建立了知情医疗决策基金会，该基金会针对有健康问题，正在考虑是否要做检查或治疗，但又拿不准对错选择的患者，开发了一系列提供循证（译者注：遵循科学证据以提供最佳疗护的指导）信息全面的小册子和视频。

2003 年，詹姆斯·温斯坦成为骨科的主任。在他的指导下，该决策过程正式成为背部和脊柱手术常规评估的一部分。随后，他成为达特茅斯保健政策和临床实践研究所所长，该研究所推广了各部门的科学及应用的实践，2011 年，温斯坦成为达特茅斯 – 希区柯克医疗中心的首席执行官和总裁。公平地说，共同决策的顺利建立有赖于该机构的良好精神氛围。

作为一名肿瘤学家，赫伯·莫雷尔博学多识。从心态上看，毫无疑问，由赫伯负责决定做什么类型的治疗和他接受了多少治疗都很有把握。然而，尽管他做了多年的医生——或者更有可能是因为他有长期临床经验——他不断地听取意见，并欢迎来自他的医生、朋友和家人的帮助。赫伯重视他的医生同事的专业知识和明智的观点，在做出重大决定之前，都要考虑他们的意见。在决定是否接受任何已知的治疗上——他向许多专家都详尽地征询过，有格雷格·里波，他的肿瘤内科学家，并根据具体的治疗，与巴西姆·扎基，他的放射肿瘤学家，约翰·吉梅里，他的介入放射科医生，斯图尔特·戈登，他的胃肠病学家都谈过。按照他在肿瘤治疗的常规方式，赫伯想要积极而非盲目地治疗他的疾病。

他熟知每一个总谱的音高细节。壶腹部癌是高度危及生命的，而且往往是致命的。实际上它比胰腺癌或胆管癌的致死率略低，这几种癌症引起的症状和表现都是相同的。区分这些不同疾病的唯一方法是在显微镜下观察肿瘤细胞，进行血清生物标志物测试，检测肿瘤的遗传谱。

胆管癌患者，来自胆管细胞的癌症，通常的存活期有两年半，甚至四年以上的时间，这取决于肿瘤的大小，它是否扩散到淋巴结或更远的地方，以及镜下显示是否有癌细胞在肿瘤周围组织中的小神经外膜浸润。较大的肿瘤，那些转移到淋巴结或肝脏或肺，和那些有神经周围浸润的肿瘤都预示着较低的存活率。

正如他所怀疑的那样——结果证明是胆管癌，在被诊断后 1 周内，赫伯接受了胰十二指肠切除术，一种改良的惠普尔手术。这是一个大的手术，通常需要几个月的恢复，因为胃肠道要适应解剖和消化的变化。但是赫伯顺利地经过了手术，且以惊人的速度恢复了。他的生命力看来很顽强。

手术清除了所有可见的癌症迹象。切除的组织的边缘——十二指肠、胆管和胰腺的一部分——在病理学家的显微镜下没有显示出癌症的迹象。每处情况都很乐观，但赫伯和他的医生都并不认为癌症已经消失了。他的伤口刚愈合，他就决定开始一个积极的化学治疗疗程，以杀死任何剩余的癌细胞或至少减缓它们的生长。

大多数癌症化学治疗药物对正常、健康的细胞有毒性，特别是那些分裂和繁殖快的细胞，如肠道、口腔黏膜和毛囊细胞，以及骨髓中的造血细胞。多年来，赫伯一直在给癌症患者服用这些药物，以及毒性更大的早期药物。他对这些药物的副作用太了解了。然而，令人称道的是，赫伯再次闯过了关。虽然他好得出奇的食欲和消化力降低了一段时间，人也瘦了几千克，但他精力还在，有几个月，他甚至能够继续1周看两天患者。

赫伯对生活充满激情，这就是为什么他如此努力地保护别人的生命。赫伯所做的每一件事都充满了对生命的渴望，他的疾病也没任其消退；反倒增加了他对生命的热爱。除开检查、门诊治疗或因并发症而住院的时间，他决心利用任何他至少还拥有的时间——好好过。

在外表上，赫伯的首要重点是抗击癌症。他并非一个公开谈论他的情感或私人想法的人。但作为他的朋友和他的一名医生，我知道他在考虑的是他个人所患疾病在更大层面上的意义。

手术大约6周后，赫伯请我去就他的病情见面。他解释说："我还没到那个地步。但要不走到那个地步必须有极大的运气，我不觉得我有那么幸运。您和您的团队擅长帮助人们渡过难关。我要确保不把重要的事情漏掉。我特别想为莱莎和我的孩子做这件事。"他的手势先流露出他要说的，"您知道，您在书里谈论的东西"，随后他大声地把它说了出来。

尽管赫伯的长相粗壮魁梧，作为医生的他却能注意到，癌症对人们内心的脆弱和个人隐私方面造成的影响。每当他把患者介绍给我时，都会在患者和我预约的就诊时间之前，让我知道他认为要注意的该患者的有关情况，他要么是趁肿瘤委员会开会时找我说，要么就是打电话告诉我。通常，他提及的人们在个人生活中都有一个或数个没有解决的复杂关系和冲突。

后来有几个患者告诉我，赫伯也建议他们看看我写的一本书，书名是《最重要的四件事》，其中我谈到了人们在临终道别时说的最重要的四句话：请原谅我。我原谅您。谢谢。我爱您。

赫伯把这些建议认真地放到了心里。他的诚恳，在病中和在做治疗决定时是一样的。他开始思考，一旦他突然去世，他的生命中还会有什么未尽的事。他告诉我，是时候该处理他在忙碌的职业生活中无暇顾及的事情了。

赫伯以前结过婚，他的第一任妻子从未原谅他的离开。这些年来，她一直在生他的气，他们几乎没有联系。赫伯想找她接触，就是想让她了解，她仍是他关切的人。

他们共育有 1 个儿子和 1 个女儿，现在都 40 多岁了，赫伯很疼爱他们。近年来，他们都忙于各自的生活而顾不上走动，赫伯觉得他和儿女孙辈们见面实在太少了。

他和莱莎也有孩子——3 个儿子现在都很年轻，分别在国内和苏格兰的大学里。赫伯感觉他的病像是强加给他们所有人的负担。

他提到了"这四句话"，所以我们从那里开始。

"当然"，他说，这些话说给每个孩子听都行。然而，他能感觉到他的前妻仍然对他耿耿于怀，她不会坐下来心平气和地和他谈，甚至受不了他的道歉和请求原谅。我建议他给她写信。这样，他既可以吐露心迹，也避免了她上火而谈崩。

我们还谈到了他可能期望从她那儿得到的反应。我重申了我多年来一直倡导的一项准则：在任何人际关系中，您只能对出自您的一方负责。如果，正如伍迪·艾伦所观察到的，在 80% 的成功有了把握的情况下，剩下的 20% 就是秉持善意。如果我们是善意的，我们愿意请求原谅和主动去原谅，并向对方表达感激和爱意，通常，我们付出了努力后感觉会更好。有时仅此就足够了。如果对方反应热情，那就太好了。但是，在这类事情上，表达诚意图的是其内在的价值。他认为所有这些都说得有道理，他会考虑的。

我问他有没有为他的子孙后代留下传承的想法。早在春天，莱莎和赫伯就参加了由我们的缓和医疗服务机构主办的关于伦理遗嘱的晚间公共讲座。主讲人巴里·贝恩斯博士是明尼苏达州的一位缓和医疗医生，他一直在致力振兴古老的伦理遗嘱传统，让成年人，特别是父母，用这个方法写下家庭的一些历史，他们认为最重要的事情，他们主张的最高价值观，以及他们想留给他们的孩子和后代的特殊智慧。

"是的。"他说，"莱莎和我谈过，我们两个都要抽出时间去做这件事。"

战胜这类癌症，大多数只是一时的。因此，赫伯的情况也是这样，他的癌症复发了，他和大家虽然都很失望，但也并非惊讶。

多年来，不知不觉间，他整合了各种疾病的治疗经验，针对不同的癌症都有思路。也许他预料到他的癌症会复发，他早已做了准备，对新出现的胆汁流量阻碍和出血都有解决问题的备案。

现在赫伯比以往任何时候都更充分地利用医疗机会，以延长他的生命，减轻他的不适。他有选择地采取积极的治疗方法。他接受了三轮有效的化学治疗。他做了肠道堵塞分流手术。当他出现黄疸时，他采取内镜和放射学程序，给堵塞胆管装支架或再装支架或控制出血。总共，他接受了 18 次计算机轴向断层扫描和 8 次或更多的治疗。

赫伯知道，这些干预措施中的每一个都伴随着疼痛和出血或感染的风险。

事实上，在医院总共出现了 3 次治疗后血液细菌感染引起发热的情况。

自始至终，赫伯都没有否认过疾病的严重程度和对他生命的威胁，每次在决定治疗方案前，他都会进行评估；他、莱莎和他的医生一起权衡治疗和由此带来的不适与风险。他会坦诚地讨论他当时的生活质量，和是否值得维持下去。赫伯在多月的病程中，都是如实给予回答。

然而，每次住院时，他都确保他的病历中有不复苏医嘱。他很想活下去，但如果他的心跳突然停止，他也很想自然地死去。他不想让任何人给他做心肺复苏，因为他知道，即使万一他的心跳被重启，也只意味着他会死在重症监护室。

赫伯的身体很虚弱，在大多数日子里只得卧床休息，过了一段日子他才能够拄着拐杖四处走动，他的生活质量还可以维持两年多。早期他能够用部分时间工作，去看望他的孩子和他们的家人，画画和打理花园。随着时间的推移，每一次新的胆道梗阻、出血或感染的发生，以及相应的经皮手术和住院治疗，他花在最喜欢做的事情上的精力和能力就差一截。每当感觉好一些，他就恢复化学治疗，这倒是延长了他的生命，但也从他身上夺走了很多。每一步都是新的常态。他不慌不忙地过，调整他的期望，起身活动也越来越多地依赖莱莎。

对处于疾病后期的赫伯来说，任何治疗方法的提出，都要权衡他当时生活质量的潜在益处与风险和负担。没有一种癌症治疗得以有效地改善他的生活质量。他已在奋力平缓下行的势头。每次发生新的并发症，治疗方案能达到的最佳程度也就是恢复他最近的"新常态"生活。他做决策的基础就是不断地对自己的生活质量做评估，就好像他是立于地面，既不靠近也不远离所建议的治疗方案。这是一个审慎的并高度个体化的搭建。总而言之，他做出合适的调整，找到了使生命值得延续的方式。

　　进食是一个方面。非常值得注意的是，直到生命的最后 1 周，他的胃口都很好，每餐晚饭都吃得津津有味。这对赫伯来说大有裨益。每当我们讨论新一轮建议的治疗方案时，他都会就他的食欲评论一番。

　　一天早上，我去医院看望赫伯。他住院做另一次介入性放射治疗，这次是为了切断肝脏那部分肿瘤的血液供应。赫伯告诉我："我一向都是从头吃到尾——从开胃菜到甜点——吃得很香。"这就是他的方式，简单点说，他做决定时是要有直觉的。决定的侧重方向也很清晰，就是保存生命。

　　还有一次，我记得我当时在想，这一切简直太超现实了。这虽是令人悲伤的事，但在晚餐中有一刻，赫伯看着我，他仰着头，耸着肩，皱着眉，我不得不笑了。在那一瞬间，他天真、古怪的表情和卷翘的小胡子，就像是萨尔瓦多·达利，陪衬的景物是一个半边贝壳，里面盛着牡蛎，看上去真像达利超现实主义作品中的那些在融化的手表。

　　体力虚弱和愈加不适拖累他的生活质量，潜在的利益和负担之间的平衡改变了，赫伯进入了安宁养护阶段。几个星期来，来看他的人几乎川流不息。最后一个晚上，赫伯和他的家人团团围坐，一起看了数百张他们的生活照。第二天早上，他觉得太虚弱，站不起来，于是在床上躺了一整天。有一次呼吸衰竭需要注射吗啡，后来又注射了一针咪达唑仑，好在有这些我们的缓和医疗与安宁养护团队准备好的紧急药物，缓解了他的不适。

　　在他生命的最后几个小时里，赫伯睁开眼睛，微笑着，对一个在他身边驻足的好朋友"竖起大拇指"。他的安宁养护护士在场。莱莎、他的孩子、他的孙子和亲密的朋友围绕着他，看着他咽下最后一口气。

　　人们很容易把赫伯比作狮子，但这对他来说并非切合。

　　他是一个才华横溢、睿智、风趣而热情的人。在他的葬礼上，以及此后在医疗中心举行的追悼会上，人们一个接一个地讲述了赫伯的事迹，他的智慧、同情、幽默和趣事。人们评价了他在过去两年里的勇敢无畏和诚实正直。这一切都是事实。但在处之泰然的风度之下，是反复发作的病情，他所经历的疾病和死亡的煎熬。

赫伯在身心和情感上与癌症的深入斗争贯穿了他对治疗的刻意思考和评析——面对生命的缩短，治疗的利弊和死亡所做的那些取舍定夺——对我和他人都是确凿可信，极具价值的范例。他并没有向他的疾病妥协——它依然在吸食他的健康——他只是接受了它存在的现实，并做必要的应对。赫伯遵循的不涉及新世纪思潮的经历或任何类型的灵性的转变，他遵循的是人类的发展学的入门知识。赫伯把他的疾病和死亡过程看作是生命的另一场危机，对此人们能做到的只是一定程度地避免。终究还得面对它，并且，假如他能逾越它，就达到了突破。

莱莎告诉我，赫伯给他的第一任妻子寄了一封信，但从来没有收到过回信。她耸了耸肩，补充说，赫伯说他觉得自己做过努力了，感觉就好些了。

面对一种可以把整个人击溃的处境，自我感觉和对未来的希望荡然无存时，屈服于痛苦既容易也几乎难以抗拒。当一个人的肉体日渐销蚀，他的世界在坍塌，他要承受的就是极度的重力折磨。当个人的毁灭在即，这时需要有意识地做出选择，以避免陷入抑郁和对存在产生绝望。

赫伯拒绝屈服完全符合他的性格。他选择面对现实。他一直都是把利塔、他的子女和这几个家庭的安好放在首位。赫伯坦诚地处理了因他的疾病所带来的那些变化。因而，他才会平和地度过生病的日子，从容地走向临终，最后安详离世。

人的死亡方式没有一个总体的正确参照。构成了一个人的安详死亡的因素，对另一个人来说就可能完全不相合。"安详"这个词（在英语中）既是副词，也是形容词。它不仅可以描述死亡的过程，而且更重要的是，描述濒临死亡的人。赫伯在濒死的过程中很安详。这个过程是我们生命中最艰难、最不情愿的一段时间。但一个人也可以做到内心安详，那么他的外部世界也会很温馨，即使在他离世那一刻也是如此。这是由于他对我们所有的人都心怀善良。

赫伯从诊断到死亡的 30 个月内的护理费用很容易就超过 25 万美元。因为他的年龄超过 65 岁（当他被诊断出癌症时，他已经 68 岁了），医疗保险支付了几乎所有的费用，包括他的大部分药物费。

他最后两年生活的支出很昂贵，幸亏他在热爱生活和生活质量，以及居家安养之间一直做适时调整，不然费用还会贵得多。

如果赫伯最后一次生病的那天早上决定住院，而不是回家让莱莎照顾并安排了安宁养护，他很可能多活一两个星期，但也可能会在 ICU 终了。那么最后几天的费用很容易就会又增加 10 万美元。

从赫伯和莱莎的角度来看，他们只是小心翼翼地使用现有的医疗方法从不好的情况中获得最好的结果。对赫伯最佳可行的疗护意味着审慎地应用医学科技来遏止癌症。

碰巧，在赫伯生命的最后几个月里，我参加了一个关于与临终护理相关的公共政策的会议。会议结束后，一位卫生记者与我谈了一篇她正在写的关于《濒死阶段的费用负担》的文章，她问我营利性医学、过度治疗、临终护理的高成本对其他社会项目的影响，当然，还有医疗保健的计划配给方面的想法。

那次的讨论很生动。她说，她当时想约谈一个患者，这个患者明显到了濒死阶段，却还在接受费用极贵的治疗。她正在寻找一个或多个恶劣治疗的病例，这些病例不仅会引起对患者的关注，也会引起对治疗医生或他们的医疗机构出现的牟取私利，如敛财或沽名钓誉的关注。

我告诉她，尽管我愿意帮忙，但我认为报道的出发点不在这儿。我解释说，我看到各种患有严重疾病的人群，直截了当地说吧，他们不想死。他们的医生也不想让他们的患者死。

这些医生有一系列的顶级的技术来保持人们的生命，所有这些都导致了系列性的决策和治疗，其中有些很有勇气，有些颇具巧思，以及鲁莽失策的，临床结果从创造奇迹到后果严重的都有。

我告诉她一个 57 岁的男人的病案，他被肝脏移植服务部门转介到我们的缓和医疗服务部门。我详细地看了他的病历，他像赫伯·莫雷尔一样，亚伦·克莱默在他出现黄疸之前，感觉良好。与赫伯不同的是，克莱默的诊断是晚期肝硬化，这是一种以前未被怀疑的丙型肝炎感染的结果，他大概是在 20 多岁的时候在军队中短暂使用包涵体药物后获得的。他毫无觉察"丙型肝炎"病毒在他的体内藏匿了多年，一直暗暗地发炎，破坏了他的肝脏。

就像赫伯和格里·瑟森一样，他的黄疸一经发现，就进行了大量的测试。当发现是丙型肝炎感染时，达特茅斯 – 希区柯克医疗中心肝病学家就开始给他用抗病毒药物。在最初的 4 个月里，他似乎有所改善，但在常规的随访测试中，他的血清甲胎蛋白水平升高了，这是令人担忧的，因为肝硬化患者发生肝细胞癌（HCC）的风险很高。果然，他的肝脏磁共振成像（MRI）显示了两个小肿瘤，被高度怀疑这个是原发性肝癌。

介入放射科为此进行了一次手术，通过一根细长的针头在他的右肋骨下对其中一个肿瘤进行活检。一位细胞病理学家在显微镜下现场观察活检标本，证实了肝细胞癌诊断。然后通过探针，再通过一个探针，导入射频消融并杀灭了肝内的肿瘤组织。

射频消融是一种有效的，往往可以延长寿命的肝细胞癌治疗方法，但它不能治愈这种疾病。一旦肝细胞癌在一个点出现，就是一个信号，其他地方将几乎不可避免地跟着出现了。最常见的是，新的肿瘤不是真正的转移。不是细胞从原来的肿瘤扩散到肝脏的其他部分，大都被认为是癌症的同类细胞，从患病的肝脏的不同部分滋生，有点像一个单菌株的入侵杂草在肥沃的土壤中肆意发芽。

唯一确定可以治好他的肝细胞癌的方法是肝移植。但是对于丙型肝炎患者来说，在成功地移植后，病毒会重新感染新的肝脏，即使用抗病毒药物治疗，在几年内也会导致肝硬化，最终再次导致肝衰竭。

然而，对于那些有幸获得新肝脏的人来说，有 70% 的机会存活至少 3 年，几乎 60% 的肝移植受者在 15 年后还活着。这是一个惊人的成功率，一个结果均一的存活状况。

当然，并非每个人都有这个运气。在美国，等待肝脏移植者大约有 1.4 万人。（全国平均等待肝脏的时间不到 1 年，但各地区不同。）在接受新的肝脏之前死亡的人超过 1/10。至少每 20 个人中就有 1 个在 6 个月内离开等候名单。成千上万的肝病患者从来没有尝试进入"等待名单"，不是因为评估过程本身十分困难，而是因为他们的状况不够上名单。

在达特茅斯 – 希区柯克医疗中心肝衰竭诊所的肝病学家和肿瘤学家希望我们科帮助克莱默先生调整心态，适应这个难以面对的诊断，明确他的护理目标，并在未来几个月后做决定时给予协助。

当我们见到克莱默先生时，他仍然在为最近的坏消息心烦意乱。他一直希望移植，但在他的左肺出现了可疑的病变。在我们见面的那天，他的活检结果回来了，正如所担心的，肺部的病变是转移被证实了。肝脏移植现在是不可能了，因为即使是肺部病变只有一个，也证明有其他微观的癌症沉积蛰伏在其他地方。即使有了新的肝脏，这种疾病也肯定会在某个地方复发。

现在可以肯定的是，克莱默先生会死于这个疾病。有一些治疗方案可能会减缓癌症的进展——达特茅斯 – 希区柯克医疗中心的肿瘤学家让他开始服用索拉非尼，最近食品和药物管理局批准了该疾病的治疗。在临床试验中，它被证明适度延长肝癌患者的生命（2.8 个月），每个月的费用为6600 ~ 8600 美元，不包括常规实验室测试和看医生。

这位卫生记者很感兴趣，想采访我所谈及的患者。（当然，我没有告诉她他的名字。）我给克莱默打了个电话，他欣然同意接受采访。两天后，他们通过联系并交谈了一个多小时。

那天刚到晚上她就给我发份电邮，我们通了电话。她说他们谈得棒极了，但她认为他不适合她要写的内容。

"为什么不适合呢？"我问。他是一个进入濒死阶段的人，正在接受的治疗极其昂贵。她解释说，在他们见面时，他看上去很瘦，但相当正常。他谈到了他目前的生活，包括他的两个女儿在读研究生，他的马——他仍然能够骑——以及他正在写的一个系列散文，他在努力想写完。

"是这样的，我一直在寻找一个没有正当理由，而在接受昂贵治疗费用的人。克莱默先生解释了他的病情和治疗情况，坦率地说，看来都合情理。"她回答。

"喔。"我笑出声来说，"让我来理一下吧：您刚刚采访了一位先生，他所患的绝对致命癌症已经转移到了他的肺部。他原来一直在移植名单上，但由于癌症转移而被取消了。他的预后很不好。如果我还在主管安宁养护，克莱默先生想要安宁养护服务，我会毫不犹豫地接受他进入安宁养护。相反，他正在采取的是风险很大、类似实验的治疗，每年花费近 75000 美元。您已经有结论了，您认为他所做的是合理的！对吧？"

她大吃一惊，沉默了。但我不是想争辩，所以我继续说。

"实际上，我赞同您的看法！他所做的事情在感觉上很合理。我只能说：欢迎来到我的世界。无论如何，我认为克莱默是您采访的理想人选。他的故事代表着许多美国人的经历。"

事实是，您病情严重，但还能享受余生，如果有一种完全无害的治疗方法可能会帮助您活得更久，干嘛不试试呢？

当生活质量差到不能再差的地步，您正在遭受可怕的、无休止的痛苦蹂躏，此时真有一种手术、医疗设备或化学治疗过程，能给您的生活带来极大改善的希望，那么不管您剩下的日子有多少——即使这种治疗有危险，而且很昂贵——看来都会值得花钱去赌一把。

有时的确是这样。

据大家所说，霍莉·洛克是佛蒙特的高中数学老师，有43岁，她是镇上人们所认识的最慈爱、最慷慨、最真诚的人。这个身材娇小、红头发、脸上有雀斑的女人，由于晚期癌症处于濒死期。更为糟糕的是，一个转移肿瘤压迫在她的脊柱上，造成"疼痛等级满分为10的10级"疼痛，无情地折磨着她。霍莉很疼痛还不能扭动身子；相反，她得像石头般的僵硬，好似一个胆战心惊的新手在走钢丝，因为几乎任何动作都可能在她的脊髓中触发另一次闪电。

对霍莉来说，地狱在并非遥不可及的来世，她当下就活在里面。大剂量地静脉注射止痛药和类固醇让她好受些，但造成头晕和便秘。我们提出了神经外科手术的可能性，虽然手术有永久瘫痪的风险，但可达到舒适的预期。手术不会帮助她活得更久，但会使她的生活好受些，对霍莉来说，任何风险和代价都值了。她的理由与亚伦·克莱默的不同——他想要不惜一切代价的生活，她想要的是减轻痛苦，即使代价是生命——但在这两种情况下，决策观点都倾向于治疗。

培里·鲍尔博士是达特茅斯 - 希区柯克医疗中心的神经外科医生，专门研究脊柱疾病，他见了霍莉，研究了她的记录和磁共振成像，并同意考虑这个手术。他做这类手术从来不心急。在这种性质的脊柱手术中，要被切割的神经束不能直接看到；其精确位置只能从脊髓的表面解剖中推测。在哪里做切口要有非常周密的考虑。鲍尔博士会见了她和她的丈夫，并详细讨论了风险。他强调，这是一个"破坏性的程序"，手术做了就退不回来了，没有消除后果的药物。手术伤害运动神经的概率有 5% ~ 10%，会导致她无法行走，甚至连腿也不能移动。手术减轻她疼痛的无效概率约为 10%。

霍莉和她的丈夫仔细地听了这些。他们仅仅考虑了几分钟，就大声地说他们想尽快做手术。第 2 天晚上，她就做了手术。

手术用了 4 小时。手术第 2 天早上查房，在我们进入霍莉的房间看时，她笑容满面。她骨盆处"持续不断"的钻心疼痛和会阴部的烧灼感都消失了。即使没有了感觉，她还可以移动她的腿和脚。当我问她的感受时，她简单地回答说："终于平安了。"

霍莉的困境揭示了缓和医疗的优势，就是应用先进复杂的治疗手段，包括技术精深的手术操作，在她生命的最后几个月里，提供给她舒适的生活质量。

如果所有的决定都是合理的，所有的结果都是人们所希望的就好了。麦克斯韦尔夫人经过多次治疗，但结果对于她的家属，远不尽人意。而像斯蒂芬·罗林斯先生那样地死去就几乎令人目不忍睹了。

斯蒂芬·罗林斯是一位 71 岁的男性，患有糖尿病和严重充血性心力衰竭，伴有相关的继发性肝肾问题。他因腿上的深静脉出现血栓性静脉炎，即新的血块而住院。当罗林斯先生的血压处于危险的低水平，重症监护室需要给他使用升压药物时，危重护理服务要求我们团队介入。血管内的活化凝血导致了血栓的形成，也消耗了他所有的凝血因子；因此，反过来，他身体中凡是做过静脉注射或血液测试的地方现在都在出血。

罗林斯先生一直坚持想要心脏移植。当我见到他时，罗林斯先生出现了不适，他说他由于用了疼痛和抗焦虑药物而精力不足，想睡。我问他是否要对这次的治疗做任何限制。具体地说，我问他，如果他的心脏停止，是否想做心肺复苏，他说："是的！"作为医生的责任，我解释了，为了使氧气能够在他体内循环，心肺复苏时（血压）将保持足够高的水平，他说："是的！"再次的回应，声音更大。我们谈话时，他的女儿也在场，我的问题似乎触怒了她，她解释了一句："斯蒂芬·罗林斯还没脱离他的肉体呢。"

在聆听斯蒂芬·罗林斯的生活经历时，我很快意识到这种永不言败的态度是他一辈子的习性，是他的本质部分。就是靠它，他才挺过了以往的病痛和艰难困苦，包括他的妻子和一个兄弟的死亡，以及摧毁他生意的火灾。许多认识他的人都爱戴他，以他为坚持不懈的榜样。

罗林斯先生的确还没有脱离他的肉体，但他的困境就像是生活在怀特兄弟（发明飞机）之前时代里那些努力尝试飞行的人，从那些粗糙无声的新闻碎片中所捕捉到的镜头里可以见到他们。他们义无反顾地从悬崖上或平台上往下跳，扇动着他们背负的翼型装置，希望能够在空中保持飘浮状态，但结果还是坠落到地上。对于晚期的绝症患者来讲，必死的命运有点像万有引力，说到底，它是不可抗力，终将使他们屈服，对我们所有人也一视同仁。作为一名医生，除了帮助人们尽可能活得长、活得好以外，我还会帮助晚期患者正视死亡的现实，缓和他们最终离世的痛苦。

在这种情况下，有时我能做的就是以同情心帮助他们，温和而明确地告知患者："很抱歉，到了这个时间点，不管我们怎么做，您已经接近死亡了。"

任何人听到这些话都很难接受。经验丰富的医生知道，这类信息最好是在一个安静和隐蔽的地方与患者或他们的家人谈。在候诊室或医院走廊上都不宜说。

经验丰富的医生也知道，这样的话需要高度的信任才能接受。在我成长的 20 世纪 50 年代到 60 年代，如果一位医生说"您父亲就要死了"，那就像是代表大自然说的话。医生并非传达一个决定，甚至一个意见；他只是陈述一个事实，用他的技术专长，明确地说明他认为的真实情况。尽管明确的信息使人听了悲伤，却让人们能够先期做好准备。

我并非怀旧。"共同决策"的医疗实践就是发生在那个年代，在当时，决定是由医生与患者共同做出的。眼前，我倒是希望医生的肩膀上能够承担更多的责任，做决定时就容易些，不然，让患者和其家人单独来承担，可能会把他们压垮。

今天，在美国的医院里，如果有医生说"您的父亲就要死了"，听这话的家人并不认为医生是在陈述事实而接受，反而会把听到的话作为对医生的一种指控。一个对信不信任并不敏感的医生或许不在意这种错怪。但其风险还在于人们会被他们的话激怒。在最坏的情况下，医生的话会被误认为动机不良，是因为费用昂贵而停止治疗不去救命了。这样一来，医生出于减轻人们肩上的重担的善意，反而引火烧身，破坏了与原本他们要服务的人之间的信任关系。

信任这个产物在当今医疗保健中很少见到了。医生了解患者的时间没有以前长，了解患者的情况也没有以前的多了。现在，有无数的专家和复杂的治疗可供考虑。几乎每个星期，都有故事上头条，讲述某种几年前甚至几个月前都还没出现的新疗法救活了某个人，这些增强了人们的希望，就是只要找对了专家和治疗方法与医疗中心，就能阻止死亡了。

在做医疗决定时的许多压力和焦虑都是来自不确定性。尽管死亡是件可怕的事，一旦明确死亡已是进行时了，不确定性就被扫除了，尚未决定的事宜也就有了可以参考的框架。当一个家庭能够接受他们的亲人进入濒死期时，家里要做治疗决定的紧张情绪就消解了。此时，家人很悲痛是在所难免的，同时，如释重负的感觉也常能觉察到。

　　我只对一个人的预期寿命做过可怕的陈述，当时我充分相信自己是在陈述一个人的状况，而非对一个人能活多久提出见解。当用尽治疗手段对付疾病，效果却越来越差时，患者就在接近死亡了。我可以说："我们一直都在尽力争夺，但生命过程的退行还是从我们所有的手段中拿走了决定权。"

　　我曾对麦克斯韦尔夫人的家人说过这样的话，当时她躺在重症监护室里，由于心脏瓣膜感染造成栓塞，引起了一系列中风，已经临近死亡。

　　直言不讳兴许是有好处的，但这种好处并非所有家庭都愿意接受——当患者或家庭成员不能接受——或者甚至拒不承认死亡正在发生时，这些话就不起效果了。当明确了一个人在临近死亡时情况就清晰了，随即引发情感上的痛苦。人们坚持还没有定论，是保留想延长生命的希望，让痛心的悲哀来得慢些。

　　为了避免这种痛苦，有些家庭孤注一掷，有时竟把大于零的预后都当作好消息。我曾听到一位医生告诉我，一位患有严重疾病的 92 岁老人的家人的事，老人因心源性休克，用呼吸机和静脉增压器（勉强）维持生命，其幸存的机会不到 1%。这对他的子孙来说就足够了，他们仍希望他能康复，指示医生继续坚持治疗。他将近 70 岁的儿子解释说："你们不了解我爸爸。他过去在欧洲上空被击落，在德国集中营都活下来了。这次他也能挺过去。"

　　不认同这种想法的医生，给这种推理贴的标签是不切实际的。他们会发现悲伤的下一个防御机制就是愤怒了。这是我经过好多年才学到的。"您是谁啊，凭什么这么说？""您的资历是什么？""为什么就您这么说，而别的专家不这么说？"

　　这些曾经问过我的问题，都挺尖锐，不仅有损于我的信誉，而且是削弱了所确定的病情本身的权威性。被触怒的人可能会到其他地方，如到波士顿、纽约或明尼苏达州的罗切斯特，去寻求第二、第三或第四种意见。去寻找合适的专家和医院可能是合乎情理的说辞，但也可能是把已确定的事拖延到将来再说的一种方式。

信不过我，剩下我能做的就只限于听患者的家人讲话，回答他们的关切，认同事实上，的确没人能知道这个人还会活多长。如果他们愿意听我讲，我可以主动解释为什么我相信他们的亲人快要死亡的原因。我可以尽可能地充分回答每一个问题，并主动承诺为患者及其家人服务，看来我至少能做这些事。有时，我能做到的也只有这些，或许这样说吧，患者的家人最多也只让我做到这个地步。

愤怒是一种压抑悲伤的方法，情绪有好坏两个方面。愤怒使人情绪激动。当我们生气的时候，我们朝外看，持防御姿势，随时准备出击。相反，悲伤则让人心力交瘁。当悲伤时，我们向内看，沉浸于哀思，看到我们的脆弱。当一个人要死了，悲伤的人会把愤怒朝疾病、治疗或医生和医院发泄——他们可能需要这么做，情感上才会好受。即使愤怒是无理性的，但也可以在短时间内调节过来的。诚然，被家庭成员当成愤怒的靶子时感觉从来都不好过，但发生在我身上时，我尽量认为不是针对我个人的。如果对我撒气，可以暂时帮到濒死的患者，或者他们的父母、兄弟姐妹、儿女，使痛苦的人们学习适应濒死的过程，那我就顺其自然了。但我当然不喜欢他们的愤怒，也不想在任何患者或他们家人的痛苦之上再添加痛苦。

所以当人们能够听进去话时，我就尽量小心地传达信息。

在罗林斯先生的病例中，我们团队和我一直不能够和他或他的家人建立起融洽的关系。我甚至不能够主动提出来去承担相应的分内工作。在我们的会诊中，我们介绍了他和他的家人的护理目标是"所有可能的治疗"。在和他们见面后的一天内，罗林斯先生病情加重，无法参与交谈，他的家人却根本没有意识到该做出决定了。他血液中积累的毒素产生了酸中毒，为了维持氧合还上着气管插管和机械通气。他的手戴着填充棉手套，以防他无意间弄脱气管内导管和静脉输液管与电线，这些都和他的药物泵及监视器相连。在他的血压下降后，尽管用了最大剂量的升压药物，他还是出现了电－机械分离——这表明心电图监护仪上有电波，但没有脉搏，就是没有有效的心脏收缩。经过短暂的心肺复苏术后，他被宣布死亡。

在他死了 3 个星期后，我收到了罗林斯先生女儿的一张手写的便条。她说她觉得她父亲得到了很好的医疗，但那只是出于他们的迫切要求。她写道，"我之前一直强迫他违背他的意愿，去做出死亡的决定"。

# 第三部分 缓和医疗：完善治疗学的连续性

# 第四章　一个令人惊讶的新专业

（提示：这不仅仅关乎濒死阶段）

"当然啦，我会和她谈谈，拜洛克博士。您知道我要告诉她什么吗？我会告诉她，你们这些人把我的米基还给我了！"那是 2007 年 1 月中旬。我给桑迪·齐布尔打了电话，问她是否愿意和一位记者谈谈她和她丈夫米基经历的缓和医疗与安宁养护。

当天早些时候，《纽约时报》的卫生记者里德·阿贝尔森采访了我，她正在写一篇关于《美国一流医院缓和医疗专业团队成长》的报道。当时缓和医疗在各医院还处在刚开展阶段。美国的缓和医疗已经从安宁养护和属于医疗组成部分的缓和医疗中成长分离出来，并于 2006 年 9 月正式获得了亚专业的地位。里德询问我们的项目如何接收转诊，其他医生对缓和医疗团队参与的接受程度如何，以及不同的专业是否都愿意找我们会诊。我这样回答她，随着治疗严重的癌症、心脏病和肝病患者，以及在重症监护室的多器官功能衰竭患者的多专业保健团队的扩展，我们的团队也不断地被整合进去。

谈了大约有 20 分钟，里德突然间变了话题。

阿特·布赫瓦尔德在华盛顿特区他儿子家中过世，时间是 2006 年下半年吧，他是著名的幽默家和专栏作家，他的作品刊登在《巴黎评论》《先驱论坛报》《华盛顿邮报》等报刊上，《新闻周刊》还出版了一本书名《道别还早》的书，这是一本写他生病后从 2005 年 2 月转入安宁养护服务的实录。多年来，我一直是他的专栏和书籍的粉丝，在这本书出来后不久，我就看了，真是爱不释手。布赫瓦尔德的这本书一如他的典型风格，很有洞察力，且带有自嘲式的幽默。

在《道别还早》一书中，布赫瓦尔德写了他是如何被华盛顿特区一家安宁养护机构接收入院的。他的肾脏衰竭了，但他不想做透析。他患有晚期周围血管疾病——很可能面临一条腿的截肢。他也不想截肢。于是他住进了安养院，指望会死的，没曾想，他的肾脏有了起色，保住了生命。他讲述了他在安养院所度过的 5 个月里，他接待了世界各地的政要和文人的来访。即使身处濒死阶段，他也没把自己太放在心上。他现在梦想着一个盛大的葬礼，还策划在纽约时报上登一篇讣告。

布赫瓦尔德在安养院越住越健旺，结果是到了 2006 年 6 月，他就从安养院出来了。他在玛莎的葡萄园度过了夏天和秋天，在那儿他写下了《道别还早》一书，还断不了到亲朋好友那儿走动走动。当然，道别是迟早的事儿，他也不可避免。在他的书中，和他在安养院与随后几个月的多次接待来访中，布赫瓦尔德都夸赞了他所得到的照顾，这些都给了他恢复身体和延长生命的机会。

举例说吧，我们帮助许多晚期癌症患者耐受对他们的肿瘤有效但有很大副作用的治疗。劳逸结合可以减轻症状，改善饮食能力，使癌症患者的战斗力保持更长。到了化学治疗和放疗阶段，毒性会比疗效更大，我们仍然可以帮助人们活得更好、更长。晚期癌症患者有一个共同的发现，当他们最终摆脱了治疗的副作用时，他们的感觉会好些，身体相对强健些。他们携癌症同行而非无情地对抗，最终可能活得更长。

我是在 2006 年 6 月见到桑迪和米基·齐布尔（大约是布赫瓦尔德去玛莎葡萄园的时候）。米基因严重的腹痛和极度的虚弱，被送进达特茅斯－希区柯克医疗中心的住院部的癌症病房。他的肿瘤学家，安斯特夫博士，要求我们的团队帮助解决他的痛苦，并帮助他和他的妻子设法应付他可能面临死亡的不幸情况。

米基尽力而为，但很清楚，他没有精力和耐心交谈。行的时候，他就直接回答问题。

"哪里疼？"

"这里。"指着他的右边。

"您昨天解了几次大便？"

"我想，有两次吧。"

但他经常耸耸肩或说"我不知道"，或看着他的妻子桑迪，等她回答。她就回答，经常是代表他们俩说话。在我认识他们的最初的几天里，因为一阵阵腹部绞痛，米基大部分时间都在呻吟，有时内心在哭喊。

癌症是他的"老熟人"了。米基自 1995 年以来患前列腺癌，最初接受放射和激素治疗。他在 1999 年诊断为乳腺癌，并进行了乳房切除术，淋巴结为阴性，这意味着没有证据表明癌症当时已经扩散。他在 2005 年从上背部切除了一个小的、早期的黑色素瘤。2006 年初，基于前列腺特异性抗原的上升，这表明前列腺癌可能复发，他接受了抗肿瘤药物的联合化学治疗。然而，他又被发现有新的肝脏肿瘤而收治住院。这不是前列腺癌的常见进展模式。事实上，他的肝脏病变的活检显示出一种高级别的神经内分泌肿瘤——又是另一种癌症，这可能是起于他前列腺癌的生物学转变。

这次他可能躲不过去了。他的肝脏肿胀，有按压疼痛。他的右下腹疼得更厉害，但在体检时没有摸到什么，CT 扫描中也未有发现。由于药物的作用控制疼痛，除了每小时有几次持续两三分钟的阵发性肠痉挛使他弓起身子外，米基还算舒服。

肿瘤学小组已经开始静脉注射低剂量的吗啡来让患者自控镇痛。就交给他一个按钮，在他需要的时候一按就注射定量的额外吗啡。吗啡起作用时，他就犯困，有点迷糊。他还会产生焦虑，尤其是晚上，使他难以入睡。我们的团队开出的洛拉西泮至少有一两个小时使他昏昏欲睡，但在夜间和第 2 天让他更加迷糊，这就更增加了他的焦虑。在夜间对他的神经最好的事就是让桑迪陪在他的医院病房的躺椅上过夜。

一次我去他的房间时，注意到桑迪带到医院的一张家庭相册。经她允许，我翻看了一下，看到了米基在 1953 年的照片，那时他在库欣学院，很年轻，22 岁，英气逼人，一头浓密的黑色卷发，整齐地梳成波浪，带着聪明自信的微笑，从他穿着的一件熨烫平整的衬衫和夹克可以看出他是一名预科生。从他得大学岁月、他们早期的交往，到他中年的照片一路看来，米基一直都是很迷人的。他自力更生，在废金属生意中取得了成功，他和桑迪把孩子们都养大了。当他的头发变成银白色时，依然风度翩翩，他退休后含饴弄孙，打打高尔夫球。他躲过了三波癌症，但经历了这第四波搏斗后，过去的他只剩下一个"影子"了。

我们的团队同时忙于几个病案，对米基，我们是按常规情况做医疗护理的。没有什么特别显著事情要做——没有诊断改变或大手术要做或要开始治疗。对米基的缓和医疗只是寻常而细致的内科处理。

我们对他疼痛的细节感兴趣——它多久发作一次，是痉挛痛还是锐痛，以及疼痛发生时他是否有便意。同样，我们问他有没有胃口——和他在吃什么，以及他多久喝一次牛奶或吃一次乳制品等。这其中的每一个问题都帮助我们了解了他症状背后可能的生理功能状况。

我们团队的另一位成员，布里尔·雅各布斯博士，在最初的缓和医疗咨询中与米基和桑迪谈过两个小时。她对他的用药改变提出了具体的建议——使用持续的小剂量芬太尼，它是另一种止痛药物，并给予了小剂量的氟哌啶醇来缓解焦虑和意识模糊。由于他的腹部绞痛和稀便，她开医嘱将粪便样本送到实验室，并对"c.diff"进行测试，这是一种正式命名的艰难梭状芽孢杆菌，一种细菌物种，在虚弱的住院患者中通常会引起腹泻。

第 2 天，用了新的药物，米基·齐布尔先生的情况在总体上稍有好转。他的疼痛稍微减轻了一些，但他现在开始了大腹泻。毫无疑问，"c. diff"测试是阳性的。我们开始给他用甲硝唑，这是极少数对抗艰难梭菌病菌有效的抗生素之一。可惜，甲硝唑本身通常会引起副作用，特别是恶心和胃部不适，对米基也不例外。这是另一例对一种疾病的并发症治疗本身又产生了并发症的患者。

在接下来的 1 周里，随着我们在临床上对他的各种诊断、药物剂量和副作用的追踪关注，米基逐步好转。说起来，在我们团队参与他护理的第 8 天早上查房，当我看到米基在他的医院病房时，他起床了，坐在椅子上，穿着马德拉斯高尔夫球短裤，一件淡绿色的马球衫和一件棕色的毛衣。自从我们团队和他打交道以来，他比原来说的话都多。他报告说胃口很好，说他吃了大部分早餐。他表达了他的想法，更多的是告诉我们，他应该回家了。

我完全赞同。看到他感觉好多了，我很高兴。当然可以回家了，但这需要做些准备。他的腹泻虽然好多了，但他仍然还有点拉肚子。他的腿脚还很虚弱，从床上到椅子或浴室还得靠一个人辅助。他还插有尿管。他的肝脏上的大肿瘤还在。他还贫血。他正在服用的药里有 4 种是分别作用于疼痛、恶心、焦虑和失眠的，它们要按 6 种不同时间服用——有些是 1 天 1 次，有些是 1 天 2 次，有些是 1 天 3 次。

我也很想帮助米基回家，但我不想桑迪和他在家里遇到麻烦，不得已再回到医院，如果我们能阻止他们，至少不会让其发生。因为那会让米基有挫败感，更沮丧，还不如等一两天再回家。

那天早上我花了很长时间和桑迪与米基讨论安宁养护。我向他们解释说，我认为他们很有必要加入当地安宁养护计划提供的服务了。他们知道安宁养护的对象是那些处于死亡过程的人，意识到米基现在正式被定为"处于死亡过程中"，他们虽不惊讶，却很沮丧。我解释说，安宁养护是对那些面临生命结束的人以及他们的家庭提供的最全面的护理计划。我继续解释说，会给他们配备一名专门从事安宁养护的护士，虽然他们看到最多的就是这名护士，但安宁养护需要一个团队——很像我们的缓和医疗团队，他们会逐步了解的——其中有一位医生、一位专职牧师、一位社会工作者，甚至会有志愿者来访。团队的任何或所有这些成员在某一时刻都可能有帮助。此外，安宁养护机构的理疗师也会到家里来看他，并教他们两位使他保持活动、锻炼和安全的方法。重要的是，临终关怀护士提供电话服务，如果需要，可以在白天或晚上的任何时候进行紧急家访。安宁养护的医生总是随叫随到，在紧急情况下都可来。接受安宁养护就意味着抗癌治疗不再是计划的一部分。这往往是患者的症结所在。在米基的情况下，由于恩斯托夫博士清楚地说他病得太重，无法接受更多的化学治疗，这一规定没有什么区别。但对许多人来说，的确如此。

"安宁养护"和"缓和医疗"这两个词往往会吓到人们。虽然正在与癌症、心脏病、肺病或肝病做斗争的人显然受益于安宁养护与缓和医疗提供的服务，但有些专用词携带的象征力量令人害怕，甚至引起盲目恐惧。斯塔福德先生因晚期心力衰竭住院，当我向他做自我介绍"我是拜洛克博士，从事缓和医疗服务"时，他挑衅地回答说，"我还没到那个地步吧！"同一周，我向另一位患者建议安宁养护，这样在家里就能得到护理，她的家人也可得到护理上的帮助。她的反应则是，"真的没了希望吗？"

可惜，许多人认为接受安宁养护，以及缓和医疗的延展——意味着您不得不松开生命，拥抱死亡了。这个错误观点的根源是医疗保险条例。事实上，有时被误认为是"安宁养护观念"的是一套由医疗保险（以及医疗补助和许多保险条款）推行的规则，它其实是要求人们在昂贵的疾病治疗和安宁养护之间做出选择。难怪人们抵制它。

联邦政府在 1981 年通过了一项法律，规定了安宁养护的医疗保险福利，限制了预期寿命为 6 个月或以下的人的资格，"如果疾病自然发展"医疗保险覆盖的重病患者需要签署安宁养护选择表格，表明"充分理解安宁养护的缓和性质而非治疗性质，因为它涉及的个人所罹患的是终末期疾病"。

根据该法，医疗保险报销安宁养护计划下的日固定费用，对罹患绝症的患者的缓和或管理以及相关情况提供"合理和必要的居家服务"。作为回报，安宁养护计划承担与最终诊断相关的所有护理费用。

那么，如果一名75岁的晚期肺癌临终关怀患者因呼吸衰竭而收治入院，并在3天后死亡，他的27000美元的账单将属于安宁养护计划。如果是当他喘不过气的时候，他或他的家人决定打了"911"，在急诊科给他插了管，送到重症监护室上呼吸机，他活了一个星期或更长时间，那个账单可能会超过10万美元。这样的收费很容易就超出了安宁养护项下支付范围。

因此，安宁养护组织一直不愿明确承认，支付寻求积极治疗疾病的患者的护理费用。这并不是过度节俭，而是出于保障管理上的财务安全和计划的可持续。这也并非找借口，而是解释为什么一些安宁养护项目建议患者放弃可能对他们有利治疗的原因。我说的不是大手术或高致病性（翻译为："让您呕吐"）的化学治疗，而是对一个每隔几周要输一次血，患有骨髓衰竭的妇女，她贫血，走不到餐厅，但感觉尚好，仍然能够享受她的生活或对于一个每隔一天静脉注射一升生理盐水，罹患癌症，并有慢性腹泻的男人，他在做了广泛性的肠道切除手术后，脱水严重，一坐起身就会昏倒。

我有过几次安宁养护计划拒绝接纳我介绍的患者的情况，因为他们"不适合安宁养护"或"还没有准备好安宁养护"，这意味着他们可能想住院，如果他们受到感染，或者就像刚才提到的患者一样，偶尔需要输血或静脉注射生理盐水。在这种时候，我指出，生命延长和安宁养护之间的明晰划分，或者两者选一不是植入在观念、临床原则或伦理之中，而在于法规条例。医疗保险条例并不禁止这种治疗。他们只要求安宁养护机构支付他们的费用。这对于规模较小的农村计划来说是一种挑战。然而，尽管成本高，许多计划确实都提供了这些服务。当像静脉输液或输血在治疗上对改善患者的生活质量有意义时，就是可行的，可以作为安宁养护的一部分。

医疗保险已经被联邦法律所覆盖，但有其局限性。事实上，许多私人保险公司，包括大多数蓝十字蓝盾公司，向有严重生命垂危情况的人提供同时并存的疾病治疗与缓和医疗范围，包括居家安宁养护。即使在 2010 年医疗改革法案通过之前，联合健康集团和安泰保险也向他们的一部分客户提供了同时并存的保险范围。

在疾病治疗还是在安宁养护之间的非此即彼或两者选一，都是医疗保险规定的，使人们将安宁养护等同于"放弃"，这是许多人抗拒、拖延或拒绝考虑的主要原因，而不知道他们正在错失什么。

好在米基家的情况并非如此。米基当即说，他认为在家接受临终关怀"听起来是个好主意"。桑迪起初不愿意"有陌生人在我家里"，解释说他们总是自己照顾自己的。她非常乐意照顾米基。我静静地听完桑迪讲完她心里的顾虑，她也终于认识到，虽说有外人不方便，但她知道她还是需要帮助的。

我只是建议了一句"我认为你们不妨试一下安宁养护"，同意与否的事由她定。

我更加耐心地做了说服工作——坚持守住底线——要求桑迪同意联系他们的 4 个成年孩子，如果他们主动提出的话，允许他们在米基从医院回家的第一周帮助照顾他们的父亲。

她勉强同意了，给她的孩子们打电话。

她很快就因为听了我的建议而高兴了。第 2 天，他们的儿子和他们 3 个女儿中的 1 个就到了。他们一来，米基对病情的身心压力就好些了，照顾他的负担也减轻了。

当"c.diff"的感染一清除，我们就停用了甲硝唑，并开始使用泼尼松来减轻肝脏肿瘤周围的炎症。米基的疼痛减轻了，胃口又回来了。他喜欢上了葡萄干巧克力，他认为这给了他能量，提高了他的红细胞计数。他玩九宫格游戏几乎到了痴迷的程度，用它一小时一小时地打发日子，等待精力的回归。我们的团队和他的安宁养护的医疗主管，以及责任护士一直保持着密切联系。

随着米基的症状减轻，我们通过电话与安宁养护团队合作，调整他的药物。到了 6 月底和 7 月底，米基体重和精力都增加了，终于不再玩九宫格游戏了，改成散步，甚至打几轮高尔夫球。到了 8 月初，他的健康状况恢复到一定程度，于是正式从安宁养护计划中"毕业"了。

在 8 月中旬的一天，米基回到诺里斯科顿癌症中心找安斯特夫博士看病，我也在诊所看到了他。他服用泼尼松的感觉不错。但他浑圆略肿的脸，有点稀疏的头发，几乎呈半透明状的皮肤——所有这些都显示了泼尼松的副作用，他说他过的这个夏天是"记忆中最美妙的"，他知道，由于肿胀、高血压和胰岛素抵抗（致糖尿病的）等副作用，他不能再服用这种剂量的泼尼松了。他渴望有更多的治疗方法对付他的肝脏肿瘤，希望安斯托夫博士的"袖筒里还有东西可掏出来"。

事实上，他是还有。到了 10 月，经过 3 个周期的多西紫杉醇，一种强有力的抗癌药物的治疗，他肝脏中的肿瘤似乎融解了。我们开始减少他的泼尼松剂量，他和桑迪开始计划在佛罗里达的家里过冬。

当里德·阿贝尔森在 2007 年 2 月打电话给桑迪时，米基出去打高尔夫了。里德两天后又试了一次，结果依然如此。桑迪对里德说："他在外面散步，打九杆高尔夫球去了。看，这就是她写的。"她在 2007 年 2 月 10 日发表在《纽约时报》上的文章的标题是《有人经历了安宁养护后依然活着，甚至在佛罗里达打高尔夫球》。

发生在米基身上的事情并非罕见。现在的研究表明，许多人在安宁养护下生活得更长。由斯蒂芬·康纳博士领导的一个研究小组从 1998—2002 年对诊断严重，如充血性心力衰竭和癌症的患者，分析了在他们死亡前 3 年或 3 年以上的医疗保险数据。然后，康纳博士的研究小组对病情相同，接受了安宁养护的人和没有接受安宁养护的人的生存时间进行了比较。总的来说，接受了安宁养护的患者平均多活了 29 天。对于充血性心力衰竭（平均多活了

81 天）、肺癌（平均多活了 39 天）和胰腺癌（平均多活了 21 天）的患者，这些生存优势具有统计学意义，对于结肠癌、乳腺癌和前列腺癌患者的比较也显示了乐观的生存趋势。同样重要的也许是，生存期较短的任何一组患者都与安宁养护无关。

越来越多的临床研究表明，对于晚期疾病的患者而言，提高生活质量与延长寿命是相辅相成的。

玛丽·巴基塔斯的学位是护理学博士。在达特茅斯，一个由她领导的缓和医疗研究小组，招收了 322 名晚期癌症患者接受标准肿瘤学护理。经由患者允许，他们被随机分配到两组中的一组。一组接受一个护士的电话访问，她询问他们的症状，为他们提供疾病教育、协调护理和支持性辅导；另一组则没有电话访问。这项研究的主要重点是评估这种简单、不太全面和相对便宜的缓和干预对人的愉悦感和使用保健服务的影响。平均而言，接受这种"少量"缓和干预的人的情绪与根据他们自我反映的生活质量都显著提高，而对症状严重性（这两组都很低）或全程直到生命结束时的健康服务都没有显著影响。这项研究在设计上不是为了调查其对存活期的影响，但她发现干预组的平均存活期为 14 个月，接受标准肿瘤学护理的患者为 8.5 个月。到这项为期 3 年的研究完成时，两组患者的死亡人数相似。

肿瘤学家珍妮弗·泰梅尔博士和马萨诸塞州总医院的同事做了研究，以令人信服的证据表明了，缓和医疗兼有提高生存质量和延展生命长度这两者的能力。经由他们允许，151 名最近被诊断为不可治愈的转移性肺癌的患者参与了这项研究，而后被随机分配同时接受癌症治疗与缓和医疗，或者只接受癌症治疗而没有缓和医疗两个组。这种缓和医疗指的是与我们在达特茅斯的团队提供的那样，以团队为基础，全方位的缓和医疗。根据对接受缓和医疗的患者的三份标准化的多维问卷上的答案，很明显，他们遭受的抑郁发生率较低，同时生存质量较高。最引人注目的发现是，加入有缓和医疗组的患者的寿命持续时间的中位数为 11.6 个月，而通常治疗组的患者为 9.9 个月。一个 1.7 个月的生存优势可能看起来不起眼，但如果相对于晚期肺癌、胰腺癌、乳腺癌或结肠癌患者的新的化学治疗，这种程度的疗效将被认为是一个重大的进步。在泰梅尔博士的研究中，干预组的患者在死亡前两周内接受积极的癌症治疗的可能性较小，更有可能的是在家里接受安宁养护。

自然，这项研究一发表就成为焦点并且引发了大量的讨论。现在看来有可能的是，基于团队的缓和医疗延长了生命，其程度与新的免疫化学治疗的药物相当，这些药物每月可能花费 6000～10000 美元，并可能引起皮疹、出血或感染和其他危及生命的副作用。相反，团队为患者和其家庭提供的缓和医疗通常每月花费几百美元，不会引起皮疹、出血或感染。在缓和医疗的情况下，生命周期的长短和质量并不矛盾；实际来说，存活更长的关键是要有舒适感。

米基的良好生命质量一直延续到早春。安斯特夫博士与佛罗里达的一位神经内分泌肿瘤专家会诊，他们共同安排米基就在佛罗里达继续接受化学治疗，从冬季到春季，每 3 周输注 1 次。在 3 月底的几天里，他感到比较虚弱了，胃口也很差。佛罗里达的肿瘤学家又给他做了血液测试和 CT 扫描，然后告诉米基和桑迪，检验结果表明，尽管做了化学治疗，癌症仍在进展。他说现在又到了该进入安宁养护的时间了。

这一次，几乎神奇的是，他们的 4 个孩子都是在同一天晚上到达佛罗里达的家。这点桑迪真没想到，令她十分欣慰。他们向父母说，这段时间他们都留在家里。结果，这段时间也不过只有几天。他的安宁养护护士都是在早上过来，看看他的症状处理计划，确保他们所需要的一切都没有疏漏。在 2007 年 4 月 6 日星期五那天，米基说他没有力气起床穿衣服了。

刚到下午，他就烦躁不安起来，很不舒服，他非说要下床。他告诉他的儿子巴里，他快死了。巴里劝慰他，一切都已经安排好了，他和他的姐妹们都在那里帮助照顾他，安抚他们的母亲，大家相互照应。安宁养护护士下午3点30分又回来了。她在他的舌头下放了几滴高度浓缩的口服吗啡，给了他小剂量的罗拉西泮溶液。过了几分钟他就舒服些了。

米基在下午5点22分平静地去世，桑迪和他们的孩子们都围坐在他的床边。

将近3年后，在和桑迪一起吃午饭的时候，我请她回顾他们那时的经历。桑迪说，每当她想到他去世的过程时，她仍然会感到难过，但她觉得米基的最后几个月是上天的馈赠。"通过缓和医疗，他的生命质量确实很好。当您在医院遇到他时，他做梦也没想过他会再去佛罗里达。他也没想到过他能散步或者还能打高尔夫球！"

当我问桑迪，在护理米基的期间，她认为什么一直对他有帮助时，她强调他的生命质量和生命长度是相辅相成的。通过减轻他的疼痛，减轻他腿上的肿胀，这样他就可以走路，同时，调整他的药物，就找回了他的食欲。她觉得他又有了活下去的意愿。

"有什么可以告诉别人的感言吗？"我问。她强调地说，"要是没有您的坚持，我就不会把我的孩子和我的家人找来，因为我是'当妈妈的'，我会说，'哦，我的孩子都很忙'。（当时，他们的孩子都是50多岁的人了。）但是您说，'他们必须来这里'。因此，我就按您说的做了。"

"现在我对我所有的，家里有人生病的朋友都这样说，不要不好意思张口，知道这点很重要。他们必须有家人的照应，共同出力渡过难关。这是您教我的，拜洛克。从那以后，我有事就会告诉我的孩子们，在以前我从未如此，因为我是当妈妈的。"

当任何一个人生病时，整个家庭都免不了要经历这种痛苦。家庭的每一个成员在情感上都受到了不同的影响。我经常对家人说："你们每个人都各自体验了这件事，大家不妨一起共同体验一下。"

虽然证据不断在增加，安宁养护与缓和医疗能帮助患者活得更长仍然令许多人惊讶，特别是安宁养护，在人们的心目中，是与死亡有关的。这是医疗保险监管限制的结果，但安宁养护是，而且应该是有更多的作用的。因为它是由医疗保险资助的，设有特定的资格标准的，安宁养护项目，它是全美发展最完善的和到处都可提供的缓和医疗方式。

在许多地区，安宁养护确实是为患者和养老院服务的。然而，在美国的大部分地区，安宁养护是提供给那些希望居家直到生命结束的患者的。人们常说，安宁养护的主要问题是您必须到了快死时才能得到它。

基于医院的缓和医疗计划要新得多。我们的缓和医疗团队向米基和桑迪家提供的那种护理，在几年前还无法提供。在他住院期间，如果不是我们团队的特别护理，我们至少每天看他一次，有时当他疼痛或焦虑时，两次或两次以上，米基很可能在回家后一两周内就死了。

近年来，由于公众有了点意识抑或是大力宣传的结果，基于医院的缓和医疗建制蓬勃发展。几乎所有拥有 200 张床位或更多床位的医院，以及许多较小的医院，现在至少有一个小型的缓和医疗建制。

一项临床研究结果表明，缓和医疗可以减轻重病患者的疼痛、气短和其他痛苦症状，提高他们的生命质量，改善患者和其家庭的满意度。

缓和医疗的关键组成部分，比如多种家庭会议，有的是明确护理目标，有的是澄清预后和预期结果的沟通，以及有关生命完结和终止的咨询，都可以减少与治疗决定的冲突。这些医疗要素已被证明，在患者进入重症监护室后，减少了其家庭成员的创伤后压力，这也可能在患者死亡后，减轻其家庭成员会经受的巨大悲痛。

在另一项研究中，巴基塔斯博士在达特茅斯－希区柯克医疗中心的研究小组回顾了 2008 年在我们医院死亡的 100 名患者的病例。经我们缓和医疗团队看过至少一次的患者有 32 名。我们的缓和医疗所服务的患者更有可能有一份生前预嘱文件存档（72% 对 48%），而在重症监护室死亡的患者则有生前预嘱文件存档的可能性较小（25% 对 67%）。一般来讲，对他们的侵入性干预，如心肺复苏、插管和辅助通气、肾透析、化学治疗和医疗营养等都较少，但社会工作者或牧师则更有可能到访他们。重要的是，由我们的缓和医疗服务的患者家属更有可能在患者死亡时到场。

当我们第一次见到患者时，我们往往无法预知他们的疾病进程。即使在无法治愈的情况下，对一些人来说，比如米基，晚期治疗可以有助于阻止疾病的起伏，或者说能够稳定治疗的过程，处理实际问题，并减轻任何产生的副作用和并发症。

我经常遇到一些人，他们完全清楚自己快要死了，但想活到某件事发生的时候。保罗·吉利亚姆就属于这种情况。保罗 50 岁刚出头，结肠癌在慢慢地虐杀他，结肠癌阻塞了他的肠道，导致盆腔积液感染。他苦不堪言，但他不顾一切，就想活到参加他唯一女儿的婚礼。我们的缓和医疗计划包括每日静脉注射抗生素和每月 CT 扫描，以使介入放射科的医生重新给导管定位，引流他感染的液体。为了控制疼痛，他戴了一个带有小型便携式泵的腰包，连续给他静脉输注氢吗啡酮，并有一个患者自控镇痛按钮，当他需要时，他可以按下，最多每隔十分钟给自己加一次额外的剂量。因为他不到 65 岁，并且通过他的雇主办了保险，他就不受医疗保险对安宁养护的"非此即彼"条款的限制。因此，保罗被安宁养护收治，他所在社区的安宁养护小组协调他的居家医疗保健，包括确保他的抗生素和氢吗啡酮按方配药护理。他的保险分别支付了扫描、手术和医院账单。

所有这些措施控制了保罗因癌症导致的感染，使他能够带病生存。尽管如此，他仍然不开心，因为他不能接受更多的化学治疗。对他来说，化学治疗就代表能活得更长。然而，保罗的肿瘤学家已经很清楚，由于感染，他的免疫系统再有任何损伤都会要他的命。

还有另一种观点，我想提出："保罗，至于什么值得，像您这样长期与癌症斗争的人来说，如果决定带病生活，而不是继续对抗癌症，往往会活得更长。"我的意思是，如果一个人身体虚弱，不堪重负，继续化学治疗可能不是最好的选择，可能会缩短他的生命。

"肿瘤学家使用化学治疗时，往往倾向于在对患者最有效的开始阶段。可能第二、第三和第四轮治疗效果就差些或者副作用更多些。化学治疗后如果癌症还在生长，或者复发，这种情况下，有限的时间和精力投入相对于递减的回报效果，就会得不偿失。由于大多数化学治疗也会影响正常细胞，如同影响癌细胞一样，这些药物会影响一个人的总体健康——我知道您非常了解这一点。"

"我的脑子清楚这一点，拜洛克博士。"保罗说，"但是当我回到家，日子感觉好过些，就想到自己对延长生命毫无作为，真让我受不了。"

我常听人们这样表达他们的感觉。

"您说的，我听到了，保罗。"我回答说，"但请考虑一下，您最需要的，当然是说现在，也可能是在未来几周，要集中精力，尽可能吸收到最好的营养，力所能及，也要兼顾作息。人不仅仅是他们的器官系统。保持您的身体舒适和情绪良好对您的健康与延长寿命也很重要。我相信这就是为什么研究表明，接受安宁养护的人实际上比没接受安宁养护的人活得更长。"

安宁养护对保罗的情况起了作用。有了无微不至的护理，他活到参加他女儿的婚礼，十分高兴，还又活了几个月。

当我和阿隆佐·斯卡扎就安宁养护接触时，我就知道这会是一次敏感的谈话。阿隆佐在 72 岁时，身体都很好。可是现在，他被诊断出患有食管癌，这种癌症已经蔓延到他的胃壁。那个给他做了手术，但没能切除肿瘤的外科医生告诉他，他的胃像一个没有气的皮足球，很有点硬。

阿隆佐不能进食。外科医生通过他的腹壁，插了一根饲管，可以直接将营养液输送到他的空肠。但阿隆佐的肠子的日受纳量不超过 400 卡的热量，远不足以让他活下去。

7 个月前，当我第一次见到他时，阿隆佐仍然很强壮，身材像个足球运动员。当他告诉我他在高中时是一名星级防守型队员时，就不足为奇了。在他的医院病房墙上，贴有 6 张阿隆佐的照片，带着笑脸的他，用手臂搂着他的孩子、妻子或妹妹。除了中年发福的肚子，他自成年以来一直保持着发达的肌肉。现在，就像他干瘪的胃部一样，他看来无精打采。他通常光滑的深色皮肤上，由于一种化学治疗药物的影响，呈红紫色，长了带鹅卵石纹理的皮疹。他在床上翻个身都要刻意地努力，就在他的病房里，要想走到马桶或躺椅那儿都要找人帮忙扶着。

阿隆佐以前住过院，我们的团队那时见过他。他几乎总是热情洋溢。他是个自信的意大利裔美国人，经常让我想到电影希腊人左巴中那个热闹、快活、双臂张开的安东尼·奎恩。这是他在过去两个月里的第 3 次，也是他自 2 月以来的第 5 次住院。这一次是为了"植入性中心静脉装置感染"，植入在他皮肤下用于化学治疗和其他药物的可重复使用的注射部位已经被抗甲氧西林金黄色葡萄球菌定植了，抗甲氧西林金黄色葡萄球菌是一种对绝大部分抗生素都耐药的金黄色葡萄球菌。抗甲氧西林金黄色葡萄球菌这种细菌进入他的血液会严重危及生命。但在阿隆佐的病案中，抗甲氧西林金黄色葡萄球菌感染已经得到控制，并正在好转。要治疗它需要清除端口和与之连接的长静脉导管，并在他的前臂或手腕找新的静脉注射点，注射两周的抗生素，每隔几天更换一次留置针就行。事情进展顺利，过几天他就要出院了。我以为他会高兴和乐意交谈，但他的心情不同寻常，很低落。阿隆佐沮丧的原因是，他的主管肿瘤学家金博士来过他的病房，再次告诉他,他不能再做化学治疗了。

他在去年秋天就被诊断为癌症，也就是半年多之前，但他说："那似乎是上一辈子了。"他举起手臂强调，"是在我生命中最糟糕的冬天之前的事。"

当他被诊断出癌症时，尽管它看来只局限于食管和胃的交界处，其被治愈的可能性很渺茫。然而，积极的治疗似乎值得一试。在胃肠肿瘤委员会的讨论中，希望化学治疗能缩小肿瘤到能使肿瘤外科医生取出他的下食管和大部分胃的程度，并形成一个小口袋，作为新胃。如果一切顺利，他将能够在6个月至1年内几乎正常进食（少量频繁的进食）。但糟糕的是，他的第一轮化学治疗并不顺利，而是一场噩梦。

他发生了可怕的黏膜炎，他的嘴和喉咙的内壁发炎了，然后刺疼，好像被烧伤似的，皮肤脱落了，化学治疗使他的血液计数骤降。他住了11天医院，恢复得差不多就回家了。1周后，因为腿部肿胀他又重新住院，超声诊断很容易就发现是腿和盆腔的静脉出现了血栓。雪上加霜的是，他对肝素有过敏反应，给他开的溶解凝块和防止新的凝块的药，导致他的血小板计数比他们最近的化学治疗反应更严重。这使他有很高的出血风险。好在一种不同的血液稀释药物起得效果不错，他的血小板计数上升了，他再次好转回家了。

两周后，他重新开始化学治疗。每月至少两次，由我们团队的一名护士，贝蒂·普利斯特或海伦·瓦莱克在阿隆佐约好的那天为他做癌症治疗。在过去的4个月里，她们至少两次向斯卡扎先生委婉地提及了安宁养护的话题。但对阿隆佐来说，安宁养护就意味着放弃。他均未理会。

阿隆佐说他自己是一个固执的人——"无可否认，我很固执。"他说是说，但他并非不喜欢这点。他是第二代意大利裔美国人，人物个性很典型，他的面部表情、爽朗的微笑、说话的方式、生活的故事都像是电影中演的。阿隆佐的父亲安东尼在6岁时，跟着阿隆佐的祖父母从埃利斯岛来到美国。当阿隆佐和他父亲当年一样在6岁时，他的母亲和妹妹却都丧生于第二次世界大战了。

第二次世界大战后，他的家人搬到内华达州的雷诺，他的父亲在建筑业工作，成为一家生意景气的建筑公司的领班。阿隆佐步入了他父亲的行业，学会了操作重型机械。他也成为一名领班,然后担任了些主要建筑项目的主管。最后，他自己就开公司了。他热爱他的工作，并善待他的员工——他们都爱戴他。他在事业上取得了成功，而且似乎在生活中也取得了成功。除了他的工作，阿隆佐喜欢马。他最喜欢的是拥有赛马，也在赛马上下注；这后一种爱好，他在病中都一直保持着。

在医院那些感觉还不错的日子里，他有不少精彩故事，关于他的爱马，他的马和骑师输赢的赛事，讲也讲不完。当他感觉不好时，别人就有所知，因为他不会用故事来逗您了。即使在他最糟糕的日子里，阿隆佐也能承受，从未抱怨。

他在接近 40 岁时结的第 1 次婚，他和他的妻子有 1 个儿子，他们给他起了他已故的父亲的名字。可是很不幸，在小安东尼 9 岁时，他和他的母亲一起在一次车祸中丧生。阿隆佐很伤心，但还是振作起来了。在告诉我他生命中的那段时间时，他说他知道生活不是一帆风顺的，他不指望万事如意。在接下来的 20 年里，他都保持了单身，专注于他的事业和"小马们"，直到 1992 年，他遇见卡拉并爱上了她。卡拉是一个好朋友的女儿，她比阿隆佐小 22 岁。他们结婚了，很快卡拉生了 1 个小女孩，托妮，现在 8 岁了，她是阿隆佐的掌上明珠。

在他住院的秋冬期间，他就像是从地狱里走了一遭,首先是为了他的手术，然后是化学治疗的副作用，凝血和低血小板计数——每当事情看起来不太好时，阿隆佐会解释说，"为了卡拉和托妮"他要努力留下。每当我们中的一个人或金博士问他的目标是什么时，他的答案是"让身体强壮些"，这样他就可以经受更多的治疗。

然而，在这一天，该是重提安宁养护的时机了。我们已经谈完了日常要了解的内容，问了他的腹部和中背部疼痛，当他按下患者自控镇痛的"疼痛按钮"时有无明显的缓解，以及在我们昨天调整了连续剂量后，平均使用它的频率是否少些。是的，用它的频率少多了。我们问了他的睡眠情况（不太好，因为每当他的静脉注射泵发出嘟嘟声时，以及在清晨 5 点量血压时，他都会被吵醒），以及他昨天是否从房间里出来过（是的，在病房里绕了几圈，然后到医疗中心的主街商店里买了一份波士顿环球报）。

阿隆佐知道他已经到了出院的时候了，但他并不急着出院。他在医院里感到很安全。护士们对他很了解，而且普遍都喜欢他——她们总在近旁，他一按呼叫按钮就能到。

在医疗上，他留在医院的理由不充足了。抗甲氧西林金黄色葡萄球菌已经被击败，他的各种症状和体重下降的原因已经了解，症状治疗已经到位。没有进一步的测试或扫描计划。同样，目前还没有治疗他癌症的计划。他太虚弱了，不能接受更多的化学治疗。金博士明确表示，在考虑给他再做一次化学治疗之前，他需要增加至少 6.8 千克的体重，并且除了拐杖以外，可以不借助任何外力走动。这是和阿隆佐争论的焦点。

我知道这是我要做的工作了。

"阿隆佐，我得和您再认真地谈一次回家的事。"

他看着我，不知不觉地点点头。

"您的感染已经好了，您的疼痛也控制得不错。"我的话说得很慢。虽然我还有其他患者要看，但这次讨论不能仓促进行。在缓和医疗的实践中，这段谈话是一种医学干预，其重要性就像手术对于外科医生一样。

"让您出院回家，我想一定要尽可能使您得到最好的照顾。这一次，我认为包括安宁养护。我知道这是一个敏感的话题。"我说，"但我想让您听我把话说完。"

我最后的话还没出口，他就投给了我一个眼神，就像有人要卖给他一匹跛马。

"我真不知道我要告诉您多少次，我没有放弃。我会重回办公室的，记住我的话。"他说。

"阿隆佐，您是个坚强的人。我一直都在听您说。我们都在倾听。我们都在参与帮助您到达那儿。我们认为这并不容易，但您活着的目标有很多，而且在此之前，您已经战胜了生活中难以企及的困难。

"您要想变得强壮些需要做很多努力。您需要营养和药物的帮助，还要起身活动。看看您在这里护士们给您做的所有护理。当您回家时，您还是需要继续使用止疼和止恶心药物，注射血液稀释剂和空肠造口管输液。卡拉对所有这些都会做，但要一个人来做的工作量就很大了。我想让她尽可能地得到帮助。"

我解释说，安宁养护是对他这类病情患者的最高等级的居家护理。"这就像类固醇的家庭保健。"我说，"我知道您不想听到这件事，因为安宁养护是为那些即将死去的人准备的，但有一个空子可钻。"我停了一下。他抬眼看了看我。我的这话引起了他的注意。

"正式地说，您不需要死才能得到安宁养护；您只需要病情严重，从现在起到 6 个月后，如果您到时候死了，就并非意外，这就是死。在他们将会给您签名的文件上写明，为具备获得安宁养护的资格，您必须承认您具备一个'如果疾病按其自然进度发展'，就很可能会夺走您生命的条件。"

在我说话的时候，我用两只手的手指在空气中打了个引号。准入单上的"如果疾病按其自然进度发展"，这句话来自让医疗保险开始支付安宁养护费用的法律规定。

"您一直在努力做的和我们都一直在努力做的是改变这种疾病的自然过程，这仍旧是我们的目标。但让我们看看您的发展趋势，阿隆佐。几个月前，您每天都去马厩和跑道，但在过去的 6 个月里，您的精力、食欲和体重都在逐渐下降。"说到这儿，我用食指在空中比画了一组依次下行的阶梯。

"实话实说吧。如果我们不能改变这个疾病的自然进度，假若您在 6 个月后死亡，也并非令人意外。对不对？"

我们的眼睛相碰了。他迟疑了片刻。"是的，没错。"他点点头。

"我只是不想家里有太多人。我想我们可以让护士每周来几次。"这是第二级的阻力，可能意味着我正在取得进展。

"我想从几个方面回答这个问题。首先，侵犯您的隐私是很糟糕的。我只能说，我们将要求安宁养护小组尽量只做必要的事情，并尊重您的隐私和您家人的隐私。依我的经验而言，一旦人们真正和照顾他们的安宁养护的护士打交道，他或她就不再是凭空的臆想，而成为活生生的人。熟悉起来是很快的，过不了多久，护士来时就不会被当外人了。

"我还想让您知道，我说这些是因为我一直在听您讲。即使进入安宁养护，您在家里也会比在这里享有更多的隐私。我担心的是，如果我们让您回家，配给您的是常规的家庭保健——一位护士每周去拜访一两次，那种支持会不够的，而且有一段时间我们得赶得很紧，才能跟上您和卡拉的需求。如果有时发生了什么——也许是疼得很厉害，或您的静脉管被拔掉了——您很可能会又回到医院。当这种情况发生时，阿隆佐，事实是，有时人们会得出这样的结论：'居家的方式我们管理不了'——我在空气中打了个引号——'而患者最终会被送到养老院里，我不希望这种情况发生在这里。'"

我意识到我的话让他害怕，但我已经看到过太多类似他的情况的后果，因此这不仅是提醒他后面可能发生的事而已了。

我解释说，安宁养护可能会帮助他活得更长——安宁养护会给他最好的机会来实现他的目标，使他变得强壮点，就可再接受化学治疗了，这似乎有些牵强。即使涉及安宁养护，我还是得实话实说，我认为癌症还小。我继续尽最大的能力说服他，让安宁养护小组进他的家门。

"如果都顺利，安宁养护机构可以每周派 2 ~ 3 次护士，但如果有必要就增加派人的次数。安宁养护机构的理疗师可以看有什么样的设备可以帮助您下床。他们可以调整您的空肠造口管输液到您身体可以承受的程度，希望您会增加一些体重的。如果一切顺利，您的体重增加了，身体好些了，您就可以'从安宁养护计划中毕业'，就可再接受化学治疗了。这无可非议。如果您的身体没起色的话，您也已经了解了这个小组，他们在您一直到生命结束时，都会是您、卡拉和托妮最好的帮手。"

"明白了吗？"我穿着我最好的意大利球衣问道。

"是的，我明白。"他回答，一边点头，一边继续思考他处境的变化。他的嘴笑得不自然，看上去并不高兴；相反，他看上去做了决定，好像他的马刚刚越过了第四条线。"就是这样了，嗯，医生？"

很少有人在阿隆佐的情况下从安宁养护计划中毕业。它可能只有 1/20。米基·齐布尔是其中一个幸运儿。大多数人的境遇都和阿隆佐的类似，他们都是居家死亡，享受持续的安宁养护。阿隆佐是这样，他出院后仅过了 3 周。他在家里，死亡时状态舒适，从他家人的报告来看，他很安详。

我最乐意举的例子是被转介到缓和医疗，包括安宁养护，活得更长的人，保罗·吉利亚姆或米基·齐布尔或瓦特·布赫瓦尔德都不在其列。但她是我母亲的表妹——伊迪丝·格利金。

伊迪丝已故的丈夫诺曼·格里克金是我母亲的表弟，伊迪丝和诺曼是我父母最好的朋友。他们和他们的孩子桑迪和苏西，是我最喜欢的亲戚。我们两家人有很长时间都在一起。在我小时候的一个夏天，我在他们家和桑迪玩了 1 周，伊迪丝教我骑自行车，我一直都难以忘怀。

2004 年 1 月下旬，伊迪丝在 83 岁的时候接受了心脏手术。手术期间一切顺利，但她的恢复非常困难，表现为长期心力衰竭、呼吸困难、危险的心律失常和严重的抑郁。她在医院待了几个星期，大部分时间都很痛苦。在头几周，她不得不进行 3 次胸腔穿刺，以清除肺部周围的液体。与更大的医疗程序方案相比，这不是什么大事。在一间 X 线套房里，伊迪丝坐在一张冰冷的桌子上，她的长袍被脱掉，胸部的两侧用碘溶液（也是冷的）作为消毒剂擦拭。一小针管麻醉剂被注射到背部中段的一个小硬币大小的区域，地面有淌下的一摊液体。放射科医生在她的肋骨之间通过了一根长而宽的针头（大约是意大利面条直径的 2 倍），直到有液体被回流。然后，一根导丝穿过针头，针头被拔出，一个牢固的锥形塑料导管围绕着通心粉的量规，穿过导丝，进入胸腔积液，这些积液收集在胸壁和肺的衬里之间。然后拔出导丝，导管的外端连接到旋塞上。在任何时候都非常小心地保持导管上的负压，执行手术的医生将液体撤回到一个大注射器中。当他用尽他所能做的一切时，导管和注射器被移除，一个水密敷料被涂在她的皮肤上。然后他在另一边重复了这个程序。

伊迪丝在医院里完全丧失了食欲，从而得不到恢复身体必要的热量或蛋白质的补充。她无法做物理治疗。伊迪丝认为她快要死了，并一再要求她的孩子——桑迪和苏西及其配偶——让她回家。她的几个直系亲属，包括身为儿科医生的桑迪，同为护士的他的妻子珍妮和妹妹苏西，都担心她可能会死。伊迪丝的心脏病学家却持有不同看法。他解释说，她只是患了休克性的心脏综合征。他说，这种不幸有时会发生。虽然麻烦，但他有把握最终会好。有了这份保证，家庭默许并说服伊迪丝去一个康复中心。第一个康复中心很糟糕，又离她女儿苏西太远，所以几个星期后，她被转到另一个康复中心。

事情变得越来越糟，很清楚伊迪丝未能好转，她又被收治入院了。当时考虑需行经皮内镜下胃造瘘术，即通过胃镜介导放置胃造瘘管来补充她的营养。在她第一次住院期间开的抗抑郁药现在换了药方。伊迪丝的病情每况愈下。

我一直通过电话与她的家人保持联系，但没有参与决策讨论。到了 2004 年 3 月初，珍妮·格利金打电话给我，让我提出意见。她形容伊迪丝身体和精神都在恶化。她的心力衰竭病情虽还稳定，但她没有进食，手术和适应能力下降，使她愈加虚弱，现在是极度虚弱。

我问珍妮，如果伊迪丝在接下来的 6 个月内去世，是否会出乎她意料。

"一点都不会。如果她在 6 个月内还活着，倒是会出乎我意料。"

这是稍做变通的"出乎意料的问题"。"如果这个患者在明年死亡，是否会出乎您意料呢？"它最先由缓和医疗医生乔安妮·林恩最先提出，后来被广泛应用，作为一种简单的筛选缓和医疗资格的方式。研究表明，在癌症和肾衰竭以及大型初级保健实践中，医生对这个出乎意料的问题的反应是一个重要的预后指标——即预测一个人的预期寿命。

我提出我们考虑把伊迪丝转介到安宁养护计划，珍妮认为有道理。她全身虚弱加上心力衰竭将使她有资格享受医疗保险。当桑迪和珍妮与伊迪丝的心脏病专家就此接洽时，他对他们说他未曾听说过这种想法。当我后来打电话给他时，他最初对我说了同样的话。然而，当我问他"出乎意料的问题"时，他不得不承认，如果她在接下来的 6 个月内去世，甚至接下来的 3 个月去世，他也不会感到意外。他同意她的病情是每况愈下。她的体力状况很糟糕，她的人血白蛋白不到 2 克 / 升，这是营养不良的客观迹象。我解释说，她的家人愿意全天照顾她（包括雇用护理助手晚上值班），安宁养护计划将派熟练的护士来给她称体重、测量血压和脉搏，特别关注她的呼吸和水肿，并帮助管理她的给药，包括呋塞米和钾。安宁养护机构的理疗师每周来看她两次，并会教伊迪丝和她的家人加强锻炼。这一次，他勉强同意了——就是默许了。

一切都顺理成章了。一回到家里，伊迪丝的情绪就好转了。她开始进食，与理疗师和护士的助手都配合，认真锻炼。虽然她的进步缓慢但很稳定。她的休克性心脏综合征逐渐消退了，水肿也消退了，抑郁也减轻了。在 3 周内，她就下床和拄着拐杖四处走动了。在 5 周内，她感觉比手术前都要好得多。于是她从安宁护理计划中"毕业"了。

在她手术 14 个月后，我和伊迪丝在一个家庭婚礼上还跳了舞。对我来说，伊迪丝的经历集中体现了更高的生活质量与生存之间的联系。就像米基·齐布尔一样，她的生活如愿恢复了。我们最近庆祝了伊迪丝的 90 岁生日。她刚刚更换了植入心脏除颤器的电池。当她住院的那段时间，我曾就她对安宁养护的感想采访了她。

她每 6 个月见一次心脏病专家，说到他时，她说她非常喜欢他，但他仍然认为我的想法不合常规。当她告诉我每次她例行去见他时，他都会和她打趣，她的笑声很大。"他真是不开窍！ 如果不是您和安宁养护，我就不会在这里了！"她开心地说。她的孩子和我会再次做出同样的决定。

# 第五章　发病率和死亡率

今天的病例涉及一名 27 岁的男子，他刚诊断出艾滋病，其表现为进行性双侧肺炎，后来发展为暴发性急性呼吸窘迫综合征。这起案例涉及的医疗并发症和决策都很复杂，造成的痛苦相当大。

安东尼娅·阿尔托马雷博士站在讲台后面，在达特茅斯－希区柯克医疗中心的一个演讲厅里仰望着她的听众。这个大厅是用于学术的梯形教室，这次举行的是沿袭多年，每月一次的发病率和死亡率研讨会。

在医学文化中，发病率和死亡率研讨会具有特殊的地位，是公开讨论不良结局的会议，通常有可能避免的严重并发症或死亡，甚至是明显的误诊，用以提高诊疗和医护质量。许多州的法律承认其在质量改进和继续教育活动上面的经久价值，给予发病率和死亡率研讨会不予在民事渎职诉讼中泄露的特别保护，这些都是重大事件。毫不奇怪，在发病率和死亡率研讨会上有关案例前景的研讨可能会吓到在培训中的医生。

这个传统开始于斗士文化特别强大的外科领域。大多数教学医院的外科部门都要求医院的所有外科工作人员和外科的住院医生，参加每月定期举行的发病率和死亡率研讨会。而且，与外科文化相一致，外科发病率和死亡率研讨会通常被安排在一个工作日早上的 6 点 30 分。在这么早的时间里，在一个由外科导师和同事组成的演讲厅前，原本刀枪不入，无懈可击的盔甲就被瞬间扒光，无影无踪了。先由患者的治疗团队选派一名医生做代表来陈述病案，然后征询出席会议的外科医生的提问和评论。重点集中在提供的医护质量。批评直截了当，但对事不对人，不针对个人的这个做法是有意设定的，旨在深刻剖析问题和评论，这也是外科医生最擅长的。

许多内科科室均采用这种做法，但略有修改。内科的发病率和死亡率研讨会往往发生在白天，批评往往不那么直言不讳。然而，胆小的人仍然不适合在发病率和死亡率研讨会上陈述病案。

在工作中我引以为乐的一件事，就是有机会与接受培训的那些医生相处互动，他们才智聪明、朝气蓬勃、责任心强。我喜欢教他们，和他们一起工作，并向他们学习。阿尔托马雷博士就是我遇到过的极为精明强干的住院医生中的一个。这个身材娇小，叫安东尼娅的年轻黑发女士工作勤奋，思维敏捷，严肃认真，除了在工作上的才华、细致，大家都认为她是一贯地开朗，即使是在医院度过的难以忍受的漫长日夜里也如此。

这次内科发病率和死亡率研讨会为安东尼娅提供了一个提高知名度的机会，让她给同为住院医生的与会者和所有内科医生讲课。结束实习期后，安东尼娅在准备参加传染病专科培训时，就已经选择了那个病案，部分原因是那个患者得过许多次传染病，但还有更多的原因。安东尼娅在会议前两周给我发了电子邮件，知会我她要介绍达伦的病案。我熟悉那个患者和他的家人，认为这个选择是需要勇气的。像达伦那么痛苦的病案实为少有。安东尼娅明确表示，它所"带来的痛苦相当大"，在这一极具挑战性的学术场合，她为之准备的开场演讲令人震撼。

她说："在提到我们的患者时，我用的是假名'达伦·麦卡兰'，入院时间是去年 4 月 23 日。他住在明尼阿波利斯，人们曾在一个紧急护理中心见过他，患者主诉是入院前的 1 个月有干咳、流鼻涕和发热两次。口服阿奇霉素治疗后退热，症状改善了数天。继而在 1 周内症状再现。在入院前 11 天，他在明尼阿波利斯到一个内科医生那里看了病。胸部 X 线片显示双侧浸润，用莫西沙星和泼尼松治疗，略有改善。就在那 1 周，他乘飞机飞到佛蒙特州，住在他的父母家。他的咳嗽加剧了，低热复发，产生呼吸急促。在入院的那天早晨，他找负责他家人的基层保健医生看了病，医生担心他恶化的呼吸状况。胸部 X 线片显示，双侧浸润更密集了。他的医生找这里的传染病门诊部安排了一个紧急会诊。患者由传染病门诊收治入院。"

她一边说着，一边在左肩后面的一个大屏幕的幻灯片上用光标箭头演示事件顺序：患者的症状、看病日期、实验室和 X 线检查，以及处方药物。每一张幻灯片都满是医学缩写和专门术语，这些对非临床医生来说是无从理解的。即使对于大多数非传染科医生来讲，有些缩写和药名也很生疏。这倒是提高了大家的兴趣。在 20 世纪 80 年代和 90 年代初，人类免疫缺陷病毒和危及生命的机会性感染患者很常见。然而，在美国和许多发达国家，自 1996 年出现高效抗反转录病毒疗法（HAART）以来，艾滋病的发病率急剧下降。对大多数人体免疫缺陷病毒呈阳性（简称 HIV+）的美国人来说，感染已经成为一种可控制的慢性疾病。对于许多正在服用高效抗反转录病毒疗法药物的人类免疫缺陷病毒阳性的患者来说，这种感染不会导致明显的健康问题。事实上，达伦是我们的缓和医疗服务团队在过去几年中帮助护理的、少数几个与艾滋病相关的患者之一。

安东尼娅向那些在 7 个多月前将达伦送进医院的医生们介绍了这个临床病例。她总结了他的入院病史和体格检查，其中包括关于他的既往病史，有与医学相关的个人和社交生活细节，所有这些都是就事论事的陈述。我们了解到，达伦住在双子城地区，在一家电子公司做采购员。他系单身，不抽烟，晚上偶尔喝一两杯啤酒，从来没有使用过非法药物。他在过去 3 年里没有出国旅行，没有养宠物，没有接触过鸟类，也没有接触过石棉或其他呼吸道毒素的历史。

她看过达伦的体检报告，上面记录，他在收治入院那天病情严重。即使通过双侧鼻导管每分钟输入 2 升的纯氧，他的呼吸还是有些费力。他能说出完整的句子，但往往是短句。有时，他向前倾，用前臂支撑自己，收紧脖子和肩膀上的"辅助呼吸肌"，以帮助呼吸。

他的既往病史没有异常。他从未患过重病，也无哮喘或其他呼吸道疾病。在 12 岁时因阑尾炎做过手术，也是唯一的住院经历。他在 3 年前的一次 HIV

病毒检测中报告为阴性。

在最初的 15 分钟左右，安东尼娅介绍了这个病例的医疗细节，这对在场的那些从事重病医疗的人们很有吸引力。（如果有一个完全适合做病态研究的时空，那么就在此时此地了。）

她演示了他的一组化验单和最初的 X 线检查报告。他的白细胞计数略有升高，为 $12.7 \times 10^9/$ 升，虽有异常但还不至示警。他的胸部 X 线片更明显，有多个白色浸润斑块分散在他的左右肺部。然而，X 线片图像却无特异性。大量的病毒或细菌或炎症状态会导致这种模式。已知他最近的 HIV 检测呈阳性，这有助于缩小诊断范围，但是威胁艾滋病患者的病原体数量仍然很多，令人担忧。

在他入院的最初几个小时里，申请了多项化验——细菌和真菌的血液培养和常见病毒的抗体测试。为了更加确定他的艾滋病病情，送检的项目还有 CD4 计数（一个受病毒影响的 T 淋巴细胞的指数）和病毒载量分析。开始时推定他是得了卡氏肺孢子虫肺炎（即 PCP），用静脉注射抗生素治疗，这是艾滋病的一个常见后果，导致受影响人群严重的肺部炎症。基于相同的原因，也重新对他开始使用泼尼松，一种抗感染类固醇药物。

在达伦的早期医疗中，何时开始抗反转录病毒治疗人类免疫缺陷病毒的问题就被提出来了。安东尼娅与传染科的一位医生，还有达伦和他的父亲进行了一次讨论，他们讨论了过早治疗人类免疫缺陷病毒太急会造成炎症并恶化导致他的肺部状况短暂的可能性。她展示了两项已发表的免疫重建炎症综合征研究的数据，在开始高效抗反转录病毒疗法药物之后，疾病反而可能出现恶化。

然而，达伦的病情还是恶化了。在接下来的几天里，尽管用了多种药物来对抗感染和皮质类固醇来消炎，但他的氧气需求从每分钟 2 升上升到 4 升。现在鼻导管很快就变干燥，使他的鼻子很不舒服。医疗小组在医院第 3 天的每日进展记录中引用了达伦的话："我像是不能深呼吸，我一起床就会很累。"第2天，他只是从床上走到浴室，就几乎喘不上气了。那天的病程记录引用了达伦的话："这是我一生中最难受的经历。"

当她读到这句话时，我的内心抽搐了一下。我了解这个病例，我知道，接下来他的病情就更加糟糕了。

到了第5天，他的呼吸更加困难，达伦看来是筋疲力尽了。为了安全起见，他被转移到重症冠心病监护病房（即ICCU），这是医院为病情严重的患者所设的一个病区，有持续的心脏和呼吸监视观察，一个护士负责两个患者，全天候护理。

安东尼娅的投影幻灯片中包含了她从达伦的病历中直接引用的内容，这些是由护理他的护士和住院医生写的。

患者自己的感受是，接到感染人类免疫缺陷病毒的消息后很震惊，很像还没有回过神来。他的父亲也说，接受这一切还需要时间。他觉得眼前的重点是让达伦恢复。然后再来专注此事对他儿子的生活造成的冲击。

"患者不知道，一旦他离开医院，他的生活会是什么样的。患者并不认识任何艾滋病患者。"

达伦仍称他的精神尚好，但也承认上周发生的事让他很有可能承受不了。

在达伦住院第10天的下午，他发出一阵咳嗽，和这段时间里的咳嗽并无异常，但突然间就严重喘不过气来。医院应急小组在4分钟内被召集并做出反应。在体格检查中，达伦的脖子和腋下的皮肤有实质性的捻发音，这意味着他的皮肤是水肿的，当被触摸时，感觉很脆，就好像覆盖了一层脆米花。听诊器听到的右胸呼吸声减弱。

根据这些体检结果得出的明显诊断是，气体进入肺和胸壁之间，造成积气状态，导致了气胸或肺塌陷。便携式X线机很快就证实了这一点。卡氏肺孢子虫肺炎常使感染的肺部形成大疱，其相当常见的并发症就是气胸。虽然它严重危及生命，但只要治疗及时和适当，并不令人担忧。在胸腔内放置导管并维持微弱负压以保持肺的复张，通常随着感染的解决便会愈合。

危重护理的高年住院医生迅速向达伦解释了需要采取什么措施。达伦点头表示理解和同意。这位住院医生用酒精消毒片擦拭了达伦的右胸，注射了几毫升利多卡因，并用手术刀在他的皮肤上做了一个小切口。然后，他使用平头镊子插入达伦的两根肋骨之间，经肌肉通过胸壁的壁层胸膜，将塑料胸腔引流管放进胸膜腔。但并没有出现压力的嘶嘶声，这就告诉住院医生和在场的重症监护室护士，大部分肺外的积气压力已经消散到胸部的皮下脂肪（以致形成脆米花的手感）。

插了胸管，但达伦的呼吸状态仍然无力，他被转移到重症监护室。他抱怨新房间不好，全无隐私可言，噪音不断，甚至不能下床坐在椅子上。然而，几天来，他的病情相对稳定。测试结果表明达伦的 HIV 负荷很高，CD4 或 T 细胞计数很低。他的血液中含有巨细胞病毒（CMV）的抗体，这意味着这种病毒可能在他身体的任何地方。在免疫系统严重低下的患者，包括人类免疫缺陷病毒和 CD4（译者注：簇分化抗原 4）计数的患者中，巨细胞病毒可以感染、发炎，并杀死肺、肝脏、眼睛和大脑中的组织。对一种常见的机会性真菌，隐球菌的抗体测试也是阳性的，而另一种弓形虫病是阳性的。乙肝、丙肝和梅毒血清学检测均为阴性。进行了一次腰椎穿刺，测试显示他的脊髓液中没有 CMV 隐球菌的证据。眼科检查显示无 CMV 改变，但与人类免疫缺陷病毒视网膜炎有关。

会议进行到 25 分钟这一刻，观众都了解了这些医疗图解，因为这是一个发病率和死亡率研讨会，知道事情的进展一定不会顺利。我们都很清楚，除了应用常规的抗细菌、抗真菌和针对巨细胞病毒的抗病毒药物外，达伦还需要高效抗反转录病毒治疗的药物来杀死他的 T 细胞的人类免疫缺陷病毒。这个正在展开的故事中，当治疗小组决定启动高效抗反转录病毒疗法时，室内的紧张气氛加剧了。我突然想到，我们演讲厅里的人所感受到的紧张气氛只不过是治疗团队当时所感受到的压力的微弱回响。随着安东尼娅继续往下讲述病案，围绕于此的悬念也在增加，究竟出了什么问题呢？答案没让我们等多久就出来了。

在入院的第 15 天，达伦开始使用曲普拉，这是 3 种抗反转录病毒药物的组合，每种药物都作用于人类免疫缺陷病毒生命周期中的一个单独的途径。在第 19 天，他发热了而且"氧饱和度降低到 80% 的低水平"，安东尼娅说，这意味着每当他活动时他的血液中的氧气水平就骤然下降。他的气胸再现，需要第 2 根胸腔排气管来帮助他的左肺复张。

在第 20 天，他需要补充氧气时，他的体温再次上升。他呼吸费劲，心跳加速。危重护理医生、达伦，以及他的父母之间做了简短的讨论，然后，通过静脉注射药物、插管和连接机械呼吸机，让他进入睡眠的无意识状态。

患者临床数据记录中有简述，反映出他家人的恐惧感在增加。

摘自一名社会工作者的话："关于尊重达伦的隐私和他明确的愿望方面，他的父母并没有告诉他住在得克萨斯州的姐姐他患有艾滋病和别的病，也没说他住院了。因为瞒着她，现在他们感到内疚，也不知该怎么办。"

重症监护室的护士写的内容："他父母关心的是达伦的姐姐，她仅知道达伦得了肺炎，但不知道他住院了。而且现在还上了插管，他们担心因为没告诉女儿而招埋怨。他们想尊重达伦的愿望，并努力按他的想法办。"

同一天晚些时候来自另一位 ICU 护士的记录："因为没有和任何人说过达伦住院，更没说他被诊断为艾滋病的事，他父母心里有负担。"

阅读这种性质的引文对于发病率和死亡率研讨会来说是非常不寻常的。通常，逐一讨论的内容涉及的是病案的生理、病理和解剖的详尽说明，但情感部分是刻意略去的。令我印象深刻的是，安东尼娅并没有回避达伦家族的情感痛苦，而是把这件事作为她演讲的重点。

尽管有这些内容，她的语气仍是就事论事的，语速不疾不徐。在接下来的几天里，安排了大量的检测和人类免疫缺陷病毒治疗。达伦仍然使用呼吸机，这是为了保持舒适感和镇静状态，这样他就不会出现反射性咳嗽或呼吸与机器的波纹管不同步等情况。他的病情逐渐好转，住院第 25 天时减少了镇静药物，拿掉了呼吸机，从他的喉咙里取出了插管。他醒来时很高兴，能够说话了！

他有话要说。他姐姐从达伦的一个朋友在明尼阿波利斯的"脸书"上发布的一篇文章中得知他在医院。那天晚上，她从休斯敦乘飞机，第 2 天就到了他的床边。达伦没有不愉快，反而心情不错地说，她知道他病了，他就松了一口气。他亲切地对他的家人告白，他很感激他们所有人，当问到他是否愿意同家人一道去一个人类免疫缺陷病毒感染者及其家人的支持小组时，他点头同意了。然而，他要求他们只对直系亲属和非常亲密的朋友才说他的艾滋病状况和住院的信息。

他的呼吸功能仍处在规范安全状态的边缘，他仍待在重症监护室密切观察，但随着病情的好转，大家的情绪也都好转了。6 天后，他接受了胸腔镜辅助外科手术，切除了肺大疱，缝合了下面的肺。4 天后，他的胸腔引流管被拔除。他被转移到一个单独的房间，继续恢复。

在他住院的第 53 天，当他翻阅一本电影杂志时，达伦突然变得焦虑和严重呼吸短促。再次发生时，医院应急小组被呼叫过来，快速镇静药物使他丧失意识并被插管。胸部 X 线片显示产生了两处新的气胸。于是重新定位放置了新的胸腔排气管，但并没有改善。医生对他进行了支气管镜检查，将一根柔韧的纤维光导管从他的喉咙蜿蜒进入肺部分叉的支气管，以寻找可能阻碍气流的黏液塞。紧急 CT 扫描显示，他的两侧肺部重要血管中有血凝块，静脉的超声波检查显示，血栓的来源是在他的右臂和颈部的主要静脉中形成的。

大剂量的止痛和镇静药物用以麻醉达伦。医生给他开了一种类似箭毒的药物来麻痹他的肌肉，以使呼吸机尽可能地将富氧空气输送到他肿胀、逐渐僵硬的肺部。呼吸科和重症监护小组紧密合作。他们尝试了好几种方法来提高他的氧合能力——用一氧化二氮来减少肺动脉的痉挛，用快速循环的通气来移动空气而不至产生高压以避免更多的肺大疱破裂，但还是没有起色。于是达伦的家人被召集来开了一个紧急会议。

临床数据记录中社会工作者栏的简述反映了他父母和姐姐的绝望在加深。

会前，他的父亲在达伦的床边，就达伦久不见好，一波三折的病情表达了对此治疗过程的失望。达伦的父母都参加了会议，格莱斯顿医生解释说，达伦的病情已经明显恶化，他和呼吸科医生均怀疑达伦能否活下来。这个消息来得突然，让他们猝不及防。

达伦不想把他的诊断结果告诉他的父母以外的任何人，直到最近他才决定让他的姐姐知道他的病情。家里的亲戚不知道他住院了，更不用说他病情的严重性了。星期四当我和他父亲交谈时，显而易见，他的父母和他人少有联系，不好把这种可怕的情况告知他人，在毫无外援的情况下，他们也越来越难了。父母一直希望尊重他的意愿。他们体贴地守候着达伦和他的姐姐。

安东尼娅展示了新的 CT 扫描图像。四周的观众睁大了双眼；我听到了几下低声的喘息，也注意到有几位医生显得不自在。现在，达伦的肺已经缩离胸壁，呈一团没有空气的实块，就像是肝脏。他胸部唯一的空气在他的双叶肺外，即在肺上因感染形成的脓肿腔的薄壁内。

此时箭头已经移到电脑化的 X 线片上，指向肺动脉中的血栓。

她回顾了免疫重建炎症综合征，这显然在他的病情螺旋性下滑中发挥了作用。抗反转录病毒药物持续两天，没有改善，就从头再来。传染病研究小组的理由很充分，事已至此，没有理由不继续杀死人类免疫缺陷病毒。

安东尼娅继续说："第 2 天早上，即住院的第 57 天，找来缓和医疗服务部门会诊。"

那天，我们住院部去会诊的缓和医疗医生是我，我还记得是什么时候接到会诊要求的。重症监护小组的医生朱迪思·格拉德斯通要求我们与达伦的家人会面，帮助他们澄清护理目标，并帮助他们度过这一困难的局面。

我能从她的声音中听到这个病案在情感上对她的影响，她是这么说的："我们整个团队都很难过。我们都以为他会挺过去，结果很令人痛心。"

我说我们会尽快见到他和他的家人。我建议请重症监护小组的社会工作者在我们的谈话后两小时，安排一次与他家人的会面，时间是 1 点 30 分。朱迪思同意了。那天我和一位资深内科住院医生约翰·梅切拉一起处理。我们给达伦做了简单的检查，复审了医嘱和护理记录，以确保止痛和抗焦虑的用药够量。这一点在患者瘫痪时尤其重要，因为此时患者，不仅不能说话，甚至不能用后缩、僵直或皱眉头表示不适。我们认为患者状态并无不适，故两种用药剂量恰当，无须改变。我们和他的护士安娜谈过了，安娜也认为他已了无生机，并说她目前主要关心的是他的呼吸状况。通气口的设置调到最高了，他的氧气水平处于临界值。

然后我们见到了他的父母，玛丽莲和丹尼尔，他的祖母，他的姐姐，米斯蒂和他的舅舅泰德。泰德刚从巴拿马来，他是当地驻扎美军聘用的民间承包商。

当时的情景在我脑中回忆着，此时安东尼娅投影到了要点并且引用了缓和医疗服务部门会诊中的几句话，包括病案中梅切拉博士和我参加的与达伦家人会面的记录。

在我们的会诊模板中的"会诊理由"栏下，我们写的是：

家庭支持，努力应对他们 25 岁的儿子濒临死亡的状况。

我们说在重症监护室的会议室召开了一次会议，会议的标题是"家庭会议"，与会者有达伦的父母、姐姐、祖母和舅舅，还包括了他的护士和重症监护室的社会工作者。我们写道：

患者家庭正在努力适应他病情的严重程度，以及最近日渐恶化的事实。

家人知道他的预后很不好，极可能就此而死亡。他们虽抱有幻想，希望他好转，但也在为丧事做准备。他们将通知更多的朋友和家人来见达伦。

在"心肺复苏"栏下，我们写道：

给患者分级的医嘱已是全代码（Full Code，即给予所有治疗）。我们讨论了心肺复苏各部分的局限性。经过讨论，家人自愿要求放弃部分抢救复苏。允许用血管升压，但不允许胸部按压冲击。

这些是关键点了。读到安东尼娅在幻灯片上的摘录，我被拉回到重症监护室会议室的那天。

大家围到桌子四周坐下，在做了简短的介绍之后，我请他们谈谈达伦是个什么样的人。他们的描述是年轻，快乐，适应性好。他人很热情，有爱心，也很时尚，不善言辞，喜欢独处。他喜欢他的工作，在他工作的公司里似乎还有晋升的机会，但除非被问到，他很少谈及他的工作。

无论是地理位置上或其他方面，他的生活都远离他的家庭。他喜欢旅行，并总是与一群亲密的男性朋友结伴，他的家人只知道他们的名字。但对他的姐姐米斯蒂例外，她在会上说，她曾到明尼阿波利斯玩了 4 天，她遇到了他的朋友中的几位，当时她睡在她弟弟的沙发上。她含笑说道："顺便说一句，我弟弟也喜欢聚会。"这让他的父母和泰德轻声地笑了，因为这与达伦的离群索居显然相反。

我们讨论了他的病程和他们对他目前病况的理解。他们完全理解现在情况的严重性。格拉德斯通博士和重症监护护理小组讨论了放置气管切开套管的问题，因为考虑到时间长，有必要使用机械通气，而且这样对他的气管会减少刺激。小组还提出了在去手术室时，同时放置经皮内窥镜胃造瘘管的问题。

他的父母这样描述他们的情感，自从进了传染病办公室就像是上了过山车，一路翻越，直到达伦紧急重新插管 4 天前。这是一趟不由自主的旅行，他们的希望随着每一点好消息上升，随着每一批坏消息下坠。现在，行程骤然停止，过山车垮塌了，成吨的碎片砸到他们身上。沉重的悲哀使他们透不过气来，他们身处绝望之中。

我们询问了他们对气管切开术和经皮内窥镜胃造瘘管的想法。他们说，他们对做出这些决定毫无准备，需要考虑几天。我感觉到他们甚至对我们提出这个问题都很讨厌。想必他们没说出口的是，达伦可能都活不到手术给他带来益处的时候，为什么还要他做。他们的希望并不是全然消失了，而是一滴一滴地漏掉，每一个新的检验结果和并发症——感染、免疫重建炎症综合征、气胸和血块——一直漏个不停。他们在走一条很细的钢丝，边走边保持平衡，一边是抓住任何机会，让达伦能活下去；另一边是承诺如果他活不了，就放手让他走。他们紧紧揪住资深胸肺科专家哈尔·曼宁博士的说法，他说，如果达伦最终康复，他的肺会受损，但他们认为他不会有呼吸系统障碍。然而，现在看来都无关紧要，因为他正在走向死亡。

玛丽莲和丹尼尔因即将失去儿子而痛苦不堪。他们还要随时与知道达伦病情的家人和朋友保持密切联系。这更加重了他们的悲痛。

那次会议中令我记忆最生动的要数泰德舅舅了。当他做自我介绍时，泰德说他和达伦一直以来关系都很亲近。虽然泰德昨天花了十五个小时的时间才到达我们位于新罕布什尔州黎巴嫩的医院，但他已经在达伦的重症监护室的病房里照看了整整一晚上。他是个身材高大、瘦削、皮肤晒成褐色的男人，他四十七八岁，留着理过的浅棕色短发，穿着一件浅蓝色的衬衫。在我们讨论达伦的病情时，我问到他的家人对达伦是否舒适的感觉，泰德谈及守夜间看到和听到的情况。

他说，他看了每次实验室抽血、每次的动脉抽血气、每次护士用气管导管给达伦做抽吸清理。他说，分泌物被吸出的咕咕声使他的脊背发凉。泰德的语气有气无力，道出了他在全力以赴后已是身心俱疲。然而，突然间，他单调的声音被一种无法控制的呜咽打断了。此时，他正说着他在达伦床头上方的重症监护室的监视器上看到的情况，这是他第一次话说到一半就哽住了。

"他的心率每抽吸一次就跳跃式增快"，泰德停了一会儿，在找回他的思路，然后，突如其来发出一声恸哭，"嗷，嗷"，接着是一个断断续续的、不自觉的呼吸抽动，"啊，啊"，再接着是一个低沉而悲伤的"哇，哦"，这哭声一过，又接着说……"当他们给他翻个身"，泰德决定要把话说完。

"对不起，我一会儿就好了。"他哽咽着道歉，顾不上自己的情绪，接着继续说，三次悲从中来令他不能自持，而后的说话声又恢复平静。每次恸哭，悲哀的海浪都激荡着他的身体，海浪过去才得以克制。

玛丽莲伸手握住她哥哥的上臂，轻轻地摇了摇。她含泪逗笑他："您不应该被打垮的。我们需要您来这儿是为我们鼓气的啊！"虽是轻言细语，却很有力量。他把他的手放在她的手上，捏了捏，双眼看向前方了。他全神贯注地尽力让自己恢复平静。

我们用了很大一部分时间来讨论达伦的家人可以相互照顾的方式。我们做出了重大决定，并明确了护理目标。我们会继续治疗，但治疗不会进一步升级。由于达伦基本上处于睡眠状况，在使用呼吸机，接受治疗多种感染的抗微生物药物，以及血液凝块稀释剂，他的生命体征持续被监测。箭毒样作用的药物已经停了，他的舒适程度处于重症监护室护士的严密观察之下。此时，该把注意力转向他的家人了。

他们进入了"守夜模式"，不在达伦的床边时，就待在医院狭窄的候诊室、自助餐厅和公共空间里。我为他们列了一个保障健康每天需要做的最基本的事项的清单：每天至少要有几个小时的睡眠、健康的饮食、一些锻炼和新鲜的空气。还特别再次嘱咐新来的泰德和米斯蒂，如果他们晚上不能离开，可以在那儿洗澡。

我问他们，"你们心里还能承受吧？"边说边指了指我的胸口。

达伦的父母谈到了他们的处境，为他的病情保密增加了他们在情感上的负担。还有另外两处的姑姑和叔叔，以及至少两个堂兄弟姐妹和亲密的朋友，大家都想在达伦死前见到他。我们讨论了达伦对隐私的要求。他们认为，当达伦说这些话时，他认为他会好起来的。他的父母和姐姐觉得，如果达伦知道他现在很可能会死，他就会放松这个限制了。

我从另一个观点支持同样的结论。正如达伦的生存和福祉是我们所有人关注的焦点，在这一悲惨境遇中牵连到的也并非他一人，我们也都需要顾及。就他的病情而言，他可以限制我们医院的工作人员不告诉他人，但这些限制对于他的家人则不适用。

医学伦理制约的是医生和其他医疗保健提供者何时和如何互通信息，以及如何将信息传达给其他人，如雇主、保险公司、亲戚、朋友，甚至执法部门，但家规是受到文化和历史关系的影响。当患者的母亲、父亲或兄弟姐妹处理患者的信息时，他们并非受制于同一规则的束缚。什么是正确的因不同的家庭和不同的情况而异。在听取了达伦与他的姑姑、叔叔、几个堂兄弟姐妹和大学朋友的过往关系后，我认为他们略微扩大点儿范围，把达伦的危急情况和即将死亡的消息告知亲朋好友是合理的。我以医生的职权，允许此举可行。

在接下来的几天里，达伦的病情变化更加微乎其微了。轮值会诊虽已结束，但此后的几天里，团队的晨会上还是每日更新关乎他的消息，他的父母的确给一些经过挑选的亲朋好友打了电话，达伦家人的守夜人数有所增加。我们的团队和志愿者每天都来看望。他们带来了一个小型的"扩音器"和达伦喜欢的激光唱片。我们的牧师凯伦·格罗切尔斯基带来了另一群志愿者编织的围巾，她也是每天来看望达伦，问候他和他的父母，悉听倾诉，尽心帮助。

在安东尼娅的发病率和死亡率研讨会进入45分钟时，她演示了从住院第1天到第72天的数据摘要幻灯片，其中有条形图，按时间序列详细说明了他的每一种情况，他的血细胞计数，包括病毒载量的滴定和CD4细胞的计数。他的人类免疫缺陷病毒感染对治疗有反应。看起来人类免疫缺陷病毒不会杀死他，至少不会直接杀死他，但他的预后仍然暗淡。死亡的原因可能是炎症综合征或多重病毒和细菌感染的任何一个。气管切开套管，放置经皮内窥镜胃造瘘管都曾做过。数天以来，他的呼吸机设置在最高档，压力威胁可导致新的肺大疱破裂。

临床数据记录中一位社会工作者的话捕捉到了情绪的变化。

和患者的父母见面是在患者的床边。他们各握着他的一只手，母亲用一种舒缓的声音与达伦交谈，向他保证有他们在照顾，他不用担心，所有看上去吓人的东西都是他的药物产生的一种副作用。她觉得他的幻觉让他害怕。她母亲说话时，他看着他母亲的眼睛，然后屡次闭一下眼睛。我在场的那会儿，有好几次他的眼睛直盯着天花板，手颤抖着。他母亲一说话，他的注意力就转回她身上，手便放松了。

接下来还是这个社会工作者的记录。

我问他的父母他们在这个处境中过得怎么样，他的父亲表示，他认为他们"对此只剩麻木了"。他和玛丽莲今天无从获取力量或安慰。他们感到筋疲力尽，早上难以起床，就是不想走进病房面对此情此景。

在发病率和死亡率研讨会上，观众的心目中唯一剩下的问题是达伦是如何死亡的。

"然后。"安东尼娅宣布，"临床过程发生了惊人的转变。在结束这个案子之前，我想在今天的会议上介绍三位客人。"

她指着演讲厅的左上角落说："请和我一起欢迎达伦及其父母玛丽莲和丹尼尔。"

一位瘦瘦的、形体健康的年轻人，穿着黑色的宽松裤和一件熨帖的白色衬衫，从椅子上站起来，腼腆地笑了笑。四周静得可以听得见人们的喘气声。突然间大厅里爆发出掌声，全场起立。

我参加过数百次发病率和死亡率研讨会，但从未见过这么出乎意料的结局。我想无人不为之动容。

当激动的气氛平静下来后，安东尼娅便接着演讲。她解释说，余下的部分很有意思，说来却也简单。在住院第 96 天，他的呼吸机设置参数开始改善，起初很慢，但在接下来的两天里改善得更快。与此同时，他的血细胞计数有所改善，胸部 X 线检查显示出清除的迹象。免疫重建炎症综合征终于消退了；随着高效抗反转录病毒药物杀死人类免疫缺陷病毒，他的免疫系统开始恢复，其他的抗病毒药物和抗生素药物开始消灭其他的"外来入侵者"。重症监护小组成员能够减轻他的镇静用药了。当达伦有了反应时，他能够听从指令，甚至能够断开一下呼吸机。在接下来的两天里，他已经能够忍受连续中断呼吸机 4 小时和 8 小时了。1 周之内，他的管子拔了，胸腔管被拔出来后，他开始进食，并且每天由理疗师做 3 小时的理疗，不再需要额外的氧气了。在住院的第 124 天，他出院了，转到康复机构，在那里他只待了 1 个星期，便回到他父母的家里。

从他出院的那一天到发病率和死亡率研讨会召开之间，他从跌减的约 9.98 千克体重中增回了约 8.16 千克。他仍在服用高效抗反转录病毒药物和血液稀释药物，但不再服用抗生素。他的 DC4 计数正常，人类免疫缺陷病毒负荷检测不到了。按人类免疫缺陷病毒感染者能够达到的指标，他已近乎痊愈了。

达伦的生存堪称奇迹。这对我们所有参与医护他的人员来说都是令人振奋的。仅在几年前，达伦就注定会死于免疫系统的崩溃和一种或多种导致的机会性感染、呼吸衰竭或肺部血块。考虑到人类免疫缺陷病毒的病毒学和基因组学、抗反转录病毒治疗的药理学，以及 CT 和 MRI 扫描的计算和成像奇迹，拯救达伦所需的科学和技术含量，不亚于把一个人送到月球再回来。

我们庆祝如此巨大的医疗奇迹是理所当然的。在认识到我们所处的这个时代是多么值得庆幸的同时，我们还应明智地认识到这些拯救生命的进步对临床决策带来了前所未有的挑战。

THE    第三
PART   部分
THREE

缓和医疗：完善治疗学的连续性    111

达伦病案有违常规。在给他重新插管并且把呼吸机参数设置到最大后，大多数照顾他的医生和护士都认为他会死。时间越长对他越不利。在预测重症监护患者康复的影响因素时，在重症监护室的天数被证明是预测预后的有力指标。从长远来看，一般是重伤者或重病患者需要借助呼吸机呼吸的时间越长，他们复原的状况越差。一个学术中心曾对所有存活超过 21 天、使用机械通气的重症监护患者进行了为期一年的随访后发现，44% 的患者已经死亡，21% 的患者完全依赖他人，包括付费的照顾者，26% 的患者中度依赖他人，只有 9% 的患者完全独立应付日常生活。早期的效果往往更好。达伦的情况显然是个例外。

达伦的故事鲜明地阐述了临床医生、患者和家庭在危及生命的情况下努力做出合理的医疗决定时所遇到的一种必要的紧张局面。这是在充分利用医学科学和技术拯救生命的同时，确保患者舒适，并允许在他们的时间到来时和缓地死去，这就是两者之间的张力关系。

最普遍的问题是：在想到没有任何人获得永生的同时，我们如何才能从医学科学和技术提供的前所未有的强大力量中获得充分的利益呢？在每一个病案中，"如何"是十分具体的，它涉及个人价值观和偏好，以及他们的身体状况和可用的治疗方式。但其共性是，都要在治疗疾病和认识到生命终有结束之间找到平衡。如果我们终有一死，那么病程到了某一刻，继续治疗也难以奏效了。但这是在什么时候呢？

既没有可循的公式，也没有简单的方法可供正确的决定。经验是从实际较量中获得的。

可靠的预后数据可以给医生提供参考，并有助于指导重病患者及其家属做出艰难的决定。在会诊中，我经常给处在困难和复杂的情况中要决定治疗方案的人们提供数据。然而，即使以深入浅出的方式，通俗易懂的语言来表达，历史人口数据能在多大程度上作为特定患者的参考，在惯例上也是需要考虑再三的。从某一孤立的、尚未明朗的案例中引用数据时，必须要谨慎小心。

如果达伦被归类为具有非创伤医疗条件的呼吸机依赖患者，那么来自人口研究的验证说明可能就很简单，预测他将无法生存。根据这一数据做出的撤回呼吸机的决定在任何伦理或道德意义上都不会有错。然而，我们现在已知，照搬它就大错特错了，如果当时真采取了行动，达伦已经死了。

达伦住了139天医院，其中只有一半以上在重症监护室，在此期间，进行了500多次实验室检查、57次血液培养、132次胸部 X 线检查、1 次 MRI 检查、6 次 CT 扫描、5 次超声心动图、两次支气管镜检查，并进行了 1 次缝合肺大疱的胸部手术。17 个临床小组参与了他的医护。他的住院治疗总费用为 1061629.41 美元。

可以回顾一下，达伦当时倘若死了，则证明治疗最终一无所获。在他还活着时，纵使有了机会，也转瞬即逝。但在这次的医治中，这个机会不期而至。

在对晚期疾病的治疗范围内，人们清醒而痛心地认识到，如果达伦死了，对他的医治就被看作荒唐可笑，好在事件发展到现在，看来完满无缺。

# 第四部分　二十一世纪的行医实迹

# 第六章　医生是干什么的？

医学院第 3 年的 7 月 1 日是实践开始的日子，或者更确切地说，是医科学生下病房见习的日子。从那一天开始，他们要在内科、外科、儿科、产科和急诊科中轮转。经过两年的解剖学、生理学、药理学、遗传学、病理学和其他基础科学的学习，他们穿上白大褂开始见到患者了。在此过程中，学生进入了一个新的培训阶段，即这个根深蒂固的古老职业的学徒阶段。

现代医学渗透的是科学，但仍保留着在同业团体中传授技艺的传统。在学术医学中心，等级层次的最低阶是初级学徒、熟练工和能手，他们都由三年级学生占据了。医学生们有人当见习生，有人做抄写员，还有替补"实习医生"。他们跑腿，填写实验室申请单，打杂，是啊，这些事都要有人做的。他们通常很乐意做些医疗上的"日常的普通收尾工作"以使他们感到自己能用得上。终末，学生们可以花时间更深入地接触患者，翻阅病历，有时帮实验室抽血，或者做床边手术的帮手，有时只是看看患者，给些鼓励和帮助。此外，他们还参与团队成员（团队的实习生、住院医生和主治医生）关于怎样优化对重病患者的医疗护理的一些严肃的讨论会。

医科学生急切地等待他们的第 3 年，因为，任何经历过它的人都知道，那是他们成为一个真正的医生的开端，他们从 5 岁起就一直在上学，至少从大学或者更早就开始想象当上一名医生。在医学院的两年里，学生被放置到教室和实验室，或者到临床专门观察学习。现在学生们在三年级的训练速度加快了，他们的成长往往也很快。第 3 年既令人兴奋，又令人害怕；他们一直在阅读和观看的东西，突然间他们在实操了，就是面对真人的实际操作。但学生们也感受到了被预设和参与真正医疗的特权——一种应得的特权。

医学生往往会仰慕实习生，把他们看作大哥哥大姐姐。对于实习生来说，在 7 月 1 日之前他们也是医学生，担任教学角色可能需要一些时间来适应。

从医学院毕业后，实习生就是医生了，但离独立工作还有一段长路要走。实习生的学习曲线很陡。当他们负责患者的医疗时，聪明的实习生会紧密地依赖，并且按照住院医生和经过培训到了有把握处理阶段的同伴的指导。学术医疗中心的专业梯队是担任教师副教授和正教授。他们在同业团体中是指明方向、提供监管和实行教学的主力。

总的来说，它是一个利他的团体和层级制度。

运作良好的团队是个同侪共事的集体，每个人都在努力做好自己的工作，处理紧急事件和灾难中相互支持，必要时大家一起收拾烂摊子。在我自己的第3年和第4年的临床轮转期间，我经常累得筋疲力尽，但从来没有感到压抑。从一名医科学生做起，到后来成为一名实习生，我对高年住院医生和主治医师的尊重近乎敬畏。他们似乎什么都知道，我很感激他们花时间教我，很高兴他们时刻看护让我不出错。如果这一切听起来都很浪漫，那只是反映了我多么想学做一名医生的激情。我的临床训练令人兴奋，我喜欢它，但它也令人疲惫和头脑清醒。我认为这是在破坏性极大的医疗和社会问题以及人类痛苦方面的博士后培训。年长于我的同事和同为教师的医生们在实践中教我，为我树立了良好榜样，使我成为一名真正的医生。

医学生对学习的激情有可能一直持续到今天。初级成员在医疗实践中要经历的挑战是前所未有的，对他们的医疗培训也是不可或缺的。

今天，我是一名主治医师，我的临床实践进入了第4个10年；我对我管理的团队的医疗质量负有最终责任。鉴于这是个教学医院，我同时也是一名教师，我负责团队中每一位接受培训的临床医生的继续教育和专业发展，我一直努力延续这个古老的精神，使同侪共事历久弥新。

每年11月，达特茅斯的盖泽尔（Giselle）医学院将三年级的学生聚集在一起，举办一次为期两周的综合临床经验（ICE）的课程。其内容包括前3年班上被提名的，临床与伦理交错的课题。

　　多年来，缓和医疗与临终关怀一直是学生的选题之一。每年的 11 月，我们团队的成员，一名或多名医生，通常还有一名从业护士、牧师或社会工作者，专门花 4 小时的时间来讨论协调对于不治之症患者的护理方案。

　　对于如此重要的一个课题来说，4 小时似乎不够。但这是课时，是一种宝贵的存量，这几个小时大约占医学生用在这些课题上的课程总时长的 1/5。所以我们的团队决定对此善加利用。

　　第 1 天，我在 2 小时的课堂上，会要求学生们去探索，我们如何才能把对重病患者及其家属的服务做到最好，并提倡他们在接下来的培训以及进入实际工作中，去继续深入思考这些问题。第 2 天，我们团队的一位医生同事和社会工作者将组织学生练习传达坏消息的技巧，并与患者讨论在危及生命的情况下，他们想要或不想要什么样的治疗。

　　综合临床经验课程常在医学院的奇尔科特讲堂进行，这里可容纳 75 ~ 80 名到课的学生（有一些临床轮岗是不定期的，避不开的人就只能来不了）。奇尔科特有一个舒适的听课环境，声学和视听设备都好，但对小组讨论而言就不理想。讲堂的阶梯弧形座位环绕中心，面朝下方，教师站在讲台边上或在白板前，仰望学生，现在的学生们大都盯着他们的笔记本电脑看，而不是看教他们的人。要激发真正的交流，可能有难度。

　　今年 11 月的综合临床经验课程安排在下午 1 点，到点后大约过了 8 分钟，大家都找好地方落座了。我知道我们的课程会在午餐后开始，于是想好了没关灯，只关掉了投影仪的电源，希望学生们依然保持着学习状况。

　　我简单地做了自我介绍，大多数学生都认识我，他们在一年级和二年级的课程中有听过我的几次讲座。此外，这个班至少有 1/4 的人在达特茅斯 - 希区柯克医疗中心的轮岗中都和我或者我们的团队打过交道。

　　"首先，我想感谢各位将这个课题再次纳入综合临床经验课程之中。严格地说来，我要感谢的是四年级的学生，他们代表你们选修了这个课题。我对此很感激，也希望赢得你们的认可，在明年的课程之中依然包括这些课的内容。

"其次，我想向你们道歉。培训到了这个阶段，我们对你们的教学工作做得还不够到位，我指的不是对与患者有亲情，终日陪护，为他们担忧的家属们的关怀培训，而是对危重患者的医疗培训。我相信这样下去就要出偏。对这种不当，我表示道歉。"

即使是那些还没有完全安定下来的学生，以及那些正在快速查看他们的电子邮件的学生，也都停下手来抬头往上看。

"这只是我作为师资队伍中一员的个人意见——我的教员同事们可能会反对这种看法。所以，这个道歉纯属我个人的。我们一直在逐步改进我们在达特茅斯的盖泽尔医学院的课程设置。但这个变化是个循序渐进的缓慢过程。公平地说，我们学校并不是唯一一个对与生命受限状况相关的课题和基础架构不够重视的学校。我经常向和我一起工作的住院医生们问起有关他们在缓和医疗方面所受的教育——大家知道达特茅斯－希区柯克医疗中心的医生们来自全国各地和其他国家的众多医学院。大多数人认为他们没有得到足够的基本技能：怎样把坏消息通知给一个癌症患者，说他的病情有所发展，或是告诉患者家属他们的亲人已经死了。如何向患者和他们的家属介绍安宁养护。如何以一说就懂的方式向人们解释心肺复苏。实习生和住院医师可能记得，他们都曾上过一个关于疼痛的管理讲座和另一个关于停止延长生命治疗的伦理讲座。他们却还没具备能力去治疗癌症患者的疼痛，也还没拥有自信去指导如何允许患者自然死亡，甚至如何鼓励人们完成生前预嘱的决定。仅有少数人告知，他们在这些技能方面受到过良好的培训和辅导。"（这可是国家进步的一个标志，好在已有一些国家在做。）

"只是为了活跃一下，我们来对你们大家的就业计划做一次快速的民意测验。有多少人的就业计划中有做产前护理和接生的工作？"

有 3 个学生举起了手。

"有多少人计划护理新生儿？"

又有 4 只手举了起来。

"谢谢。你们中有多少人计划专攻以下一项：家庭医学、内科、心脏病学、肾病学、神经病学、肿瘤学、肺病学、麻醉学、传染病学、介入放射学、放射肿瘤学、危重护理、普通外科或肿瘤外科、胸外科、心血管外科或神经外科？"

总共只有 8 个人举手。

"对于那些刚刚举过手的人来说，在你们的各个专业中，你们将要治疗的患者中有很大一部分是老年人。许多人的病情都会危及生命。毫无疑问，在你们的工作中，给濒死的患者做检查、治疗和会诊是很常见的事。无论这是否是你们的意愿，你们在做的都是提供临终关怀。"

没有人看笔记本电脑。

"想想你们在胚胎学、生殖医学、产前护理、分娩和助产，以及新生儿护理各个课程的工作时长，加上今年第 3 年需要在产科和儿科进行 4 ~ 6 周的轮岗。现在，考虑一下分配在濒死、护理和悲伤课题的时长在必修课和轮转实习中占多少呢？

"在这方面，就像大多数医学院一样，我们的课程似乎非常适合 1940 年代和 1950 年代，当时大多数医生都管助产，还有例行的婴儿护理。

"时代变了，医疗保健变得高度专业化。如今，每一位要打算照顾孕妇或为婴儿接生的医生都必须在产科或家庭医科中完成住院医生的临床培训。

"上一次我查询到的是，在一生中经历过产科风险的只有 50% 的人口，而流行病学研究持续发现，100% 的美国人最终都会死亡。"

这番话引起了笑声。

"大多数医学院对安宁养护或缓和医疗不做轮岗要求，许多甚至不提供它们的选修课。医学院通常提供一两次关于疼痛管理的讲座，并在其他课程中讨论临终决定的伦理，以及缓和医疗与有关临终的课题。这些课题占总课程内容大致相当于医学院四年课程的 15 ~ 25 小时。"

我瞥了一眼手表，淡然地笑了笑，说："所以，在剩下的 3 小时 45 分钟里，我要努力弥补一下这些不足。"

这并非玩笑话，和这些学生短暂的共处时间里蕴含着我奋斗的目标。

"首先，我希望你们理解到，照顾好临终的人不仅是一种责任，同时也是在提供很有意义的治疗机会。我希望为你们搭一个框架，使你们成为重病患者和他们的家庭服务的最优秀的医生。我的目标是培养你们能在未来几年有能力综合评估临终患者；能批判性地评估在期刊上阅读的科学和临床指南，并会在你们到场的演讲中，以及你们老师和同事的互动与实践的模式中学习。

"如果你们理解，到了生命尽头的患者对真正优秀的护理的看法，那么你们作为他们的医生，对于护理的区分就不限于好和差，而是精湛与平庸的不同。有了这种辨识力，你们就可以继续从中学习这一切。"

我停了一下。"今天下午应当够用了，嗯？"

"好吧，那我们就开始。既然你们已经有了几个月的集中临床经验，我想提出一个简单的问题供讨论：医生是干什么的？"

我环视了一周听众席，拿起一支记号笔，走到教室前面的白板前。前 15 秒没人说话。

"如果你们想要我来开头，那我就讲了。"这一说就打破了沉默。

"救死扶伤。"有个坐在演讲厅后面的小个子年轻女士声音清脆地说。

"很好。"我回答，"这点几乎人尽皆知，对吧？我们就是来救死扶伤的。这点毫无疑问。那么将这一原则延展一点，医生做的事就是诊断和治疗困扰我们的疾病，这样说是否贴切呢？"

我停了下来环顾四周。没有人反对，几个人点头同意。

"就大多数人，大多数时候而言，我们的工作职责是救死扶伤——治好疾病，修复严重的外伤，补救破碎的器官和四肢以恢复人们的身体健康。

"当无法治愈人们的时候呢？当患者患的是不治之症或救不了的伤时，医生要做的是什么？"

"我们可以治疗疼痛。"一个学生说。

"说得没错。"我在白板上用大写字母写了"治疗疼痛"，接着说，"如果大家认同，我就把这个要点扩大到治疗疼痛和减少折磨。有许多疾病我们还无法治愈，包括许多癌症，但减轻痛苦和折磨总是可以做到的。"

"我们可能无法彻底舒缓一个人的病痛——并非所有的身体不适，当然也并非所有的情感和经历的痛苦都能得到解决——但我们至少能使患者的痛楚程度有所减缓，使其更易耐受些。"

我计划的是花大约半个小时在白板上分门别类写下要点，同时让学生们也探讨各种医生可用以帮助绝症患者在存活时以及临终时的方法。可就在我要继续往下讲时，第二排的一位留着红色短发的女生流露出一脸错愕的表情举起了手。

我对她示意了一下，她说："拜洛克博士，我听到您说的了，但我认为我们在治疗上并非都重视疼痛。我到两个科室轮过岗——手术室和神经科——我看到了疼痛根本没有控制的患者。一名转移性肺癌的女患者，因颅内出血做了急诊神经外科手术引流。我们小组每天对她查房至少两次。她患癌症后的背部和臀部疼痛很严重——在她出血之前，她一直服用大剂量的止痛药——但他们只给她服用泰诺。每次我见到她，她都会要求多开些止痛药。有一次她紧抓着我的手说：'你们怎么不救我啊？'真挺惨的。我把她的情况告诉了我们的住院医生，他就和负责查房的主治医生去谈了。但给我们的回复是，'我们得要把握她的精神状况。'"

我叹了口气，提醒自己，依此践行与否的病例在教学上的价值同等重要。

"当然，除了您刚才说到的，我对这个病案的具体情况并不了解。我不想据此猜度或批评我的医生同事，这有失公允。然而，我可以说，没有必要为了精确把握患者的精神状况而不放手开止痛药。如果主治医生这样认为，我强烈反对。特别是在老年患者中，疼痛得不到控制会引起精神错乱，甚至引起眩晕性谵妄。在一项对接受髋部手术的患者的研究中，未患痴呆症的老年人在手术后由于严重疼痛所引起神志不清的风险是使用吗啡治疗疼痛的患者的 9 倍。需要记取的是，当疼痛得到仔细治疗并密切监控时，人们的头脑通常都会保持在清晰状态。"

医学上有一句名言："有时能治愈，经常可缓解，总是会安慰。"需要安慰的还不仅仅是晚期疾病患者。当我在医学院的时候，老师教给我们的是，给那些可能患上阑尾炎或胆囊粘连者做连续腹部检查时，为了使监测结果准确，医生不得做止痛治疗，虽然患者很遭罪，但是有必要的。从那以后的外科和急诊医学研究已经证明，那是不正确的。胆囊或阑尾发炎严重的患者在医生用手做检查时，其腹肌仍呈紧张防范状（即肌卫），腹膜炎患者在医生行腹部触诊并随即松手解除压力时，仍有'反跳痛'。当患者处在更舒适状况下，就能够更好地与医生合作，而医生则能更好地检查身体。简而言之，放任剧痛在医术上并不可取。"

我想给提出问题的学生和任何其他曾经有过或将来会有类似经历的人提供切实的支持，于是接着说下去。

"在当代医学实践中，如果治疗疼痛或其他痛苦来源的步骤不成功，我们总是可以尝试更多的东西。你们在达特茅斯－希区柯克医疗中心的轮岗过程中，如果遇上特别难以控制的疼痛，你们可以打电话找急性疼痛服务站帮助。再有，如果是晚期患者，不管是疼痛还是有多种复杂症状，我们的缓和医疗服务团队可以随时解答问题或给患者会诊。"

我稍做停顿，然后说下一点。

"我明白主治医师按例得允许你们或我们的团队正式要求疼痛服务或是

缓和医疗服务来会诊，但大多数人选择这么做。如果不行，就请负责患者的护士帮忙。有个绝对管用的招数你们可能已经用上了，医学生和实习生都知道：当直接交涉走不通时，经过护士几乎总是可以找到人来会诊。"

我转回对提这个问题的那个学生说："这个例子提得好，我看这个情况还真不少见。在整个培训过程中，你们将从老师那里学到积极例子，偶尔也从他们的缺点中学习。我说过，今天我的目的是提高你们的洞察力。这个部分很重要，是要终身学习的。"

我扫视一下室内。大家似乎要往下听了。

"好吧，我们继续讲。医生还要干什么？"

一个在我右边、坐在教室后排的小个子男生举起手说："医生给人们提供有关他们健康和就诊治疗的信息。"

"是的，我们提供信息。我们提供信息的一个重要考虑是为人们做健康教育。你们也许知道'医生'这个词的拉丁语词根是'docere'，意思是'教书'。

"我们向患者介绍他们的就诊状况和治疗方案。在帮助患者做出重要决定的过程中，我们给他们提供资料并做技术上的解释。当今流行的术语和概念就是共享决策——医生和患者共同努力做出正确决定的过程。我们还可以向患者及其家属提供他们的预后情况、他们在恢复中的变化，以及他们将来的能力怎样和有什么需求。

"我们这个信息和教育资源很关键，它的可靠作用一直持续到生命临终。随着患者的病情发生变化，他们不断需要其病情和治疗的相关信息，我们也帮助他们学习如何自己照顾好自己。"

课程又继续了一小会儿。学生询问与各种诊断的患者沟通的差异——癌症、心力衰竭、肝衰竭和肌萎缩侧索硬化（ALS）。我们谈到了生活质量、风险和治疗的潜在好处，这些都影响到决策的正确性。

　　我觉得我们的时间掌握得不错，但如果要帮助这些未来的年轻医生全面得到成长，我需要领航到深水区。

　　"结束人们的生命是医生的职责之一吗？

　　"我就不打算让大家举手了。我想在这个教室里对协助性自杀持有正反两个观点的人都有。你们中的一些人会在医生协助自杀是合法的或将成为合法的州执业。

　　"今天的讨论并非要涉及政治，尽管我们不能忽视这样一个事实，即这种政治和社会的论战会影响我们的临床实践。我在书面和口头都曾毫无隐瞒地反对动用法案和公民投票，使医生协助自杀合法化。现在依然坚决反对。不过，几年前我得出了结论，无论是赞成的还是反对的，双方都不对，就不再争了。我今天的目的是专注于讲临床原则，这些原则可以帮助你们成为你们能做到的最好的医生，并帮助你们给重病患者以最好的医疗。"

　　教室里鸦雀无声。但学生们都在听。到目前为止，进展顺利。我已经打算好了要用大约 25 分钟来讨论这个问题。我敏锐地意识到，协助自杀问题不仅是一个随时都可以蹦出来的政治话题，而且是一个存于许多医生心中的混乱和迷惘的来源。许多非专业人士还有不少医生都把对病痛的强化管理，即停止维持生命的治疗与安乐死混为一谈。花时间来明确两者的不同是很有好处的。

　　"还有另一个问题值得提出来。有必要用结束某些垂死的病痛患者生命来解除他们的痛苦吗？"

　　他们知道我问的是话中带话的句子。当时教室里仅有我一位是执业医师，且两鬓花白。

　　"我可以这样说：我从未执意而为导致患者死于痛苦。我在安宁养护与缓和医疗的领域里行医 30 多年，从未发现 1 例有必要实施安乐死的患者。"

　　我慢条斯理地说，让学生们考虑、吸收或是不同意我的主张都有时间。

"的确，我给许多患者用过催眠药，有些还是使他们完全丧失意识，以保证在去世时不会有痛苦。有些人便会问'那么，这和安乐死有什么区别？'最为具体的区别是，我从来没有注射过致人心脏停搏的氯化钾，也没有开过使呼吸停止致人死亡的箭毒。"

我解释了杀死患者和待其死亡之间在关键的临床和道德上的区别。除了在对事故现场的伤员进行紧急救援，或者对危重患者突发心脏停搏时进行心肺复苏之外，在每个人的生命中都留有一个可以让其死亡的时间。

"大多数人的疼痛，呼吸困难或焦虑压力可以通过药物来缓解，这些药物都是你们现在就熟知或将来要了解的：阿片类药物、苯二氮䓬类药物和吩噻嗪类药物。有了良好的医疗照顾，大多数人直到生命的最后日子和数小时都是相对舒适的，还可以与人交往。如果能让每个患者都感到身体舒适和思维清晰，那就太好了。对新型止痛药物和治疗方法的研发总有一天会成为现实。在当前，有时候舒适感还是得靠昏沉嗜睡来换取的。

"我们医疗照顾下的许多患者和其家人并非分得清楚待其死亡和断其生命的区别。时不时，就会有失去反应或在维系生命的重症监护室患者的亲属私下跟我吐露：'我们能把狗从痛苦中解脱'，也就是说'我们也能相信凯欧克因博士'。[ 译者注：1994 年美国医生杰克·凯欧克因（Jack Kevorkian）因承认协助 130 位患者死亡而入狱 ] 我从这样的评论感受到了悲伤，但也遭到了某种错解。的确，我们有时是会对生病的狗和猫实施安乐死，但基本上，我们是让它们自然死亡，而不是给它们上呼吸机或做肾透析，也不送它们进 ICU 注射血管加压药物。

"杰克·凯欧克因施以安乐死的并非靠医疗机器维持生命的那些人。如果是的话，他们的医生就不会终止他们的生命。

"我想说的是：减轻患者的痛苦和消灭患者是完全不同的行为。"

医生需要了解这些区别。当某人行将死亡时，在临床和伦理上对减轻其疼痛均未有限制。既定的双重效应伦理原则允许，在努力争取好结果的同时，发生包括人员死亡在内的意外伤害。为救治患者生命施行高危性手术或为缓解患者痛苦用了大量止痛和镇静药物。此两种情况下患者的死亡都不构成谋杀；以缩短生命为目的的行为则构成谋杀。

医学中包含如此之多的注意事项、例外情况和不确定性。特别是在我们正讨论的领域，我想给学生们的指南要尽可能地简明扼要。

"我刚才讲到的减轻痛苦是个严肃的话题。"我回头用拇指示意了一下白板上大写的要点：治疗疼痛和减轻痛苦。

"我们会遇到一些我们救不活的人——我们看不了的病和治不好的伤——但我们总是能让行将死亡的人舒适些。随着对患者疗护的重心从生存的长短转为生存的质量，舒适变得至关重要。当某个人渐近死亡时，任何对药物长期服用才会产生副作用或者对麻醉剂用以止痛会导致成瘾的担忧都不值过虑。"

好吧。现在我已经把全班同学带到了深水区，该点拨他们一下了。

"如果所有这些听起来太过复杂或令人为难，请不要担心。只要你们有兴趣，就会发现，医疗护理临终患者所需的就是你们已经在学习掌握的知识和临床技能的延展。对渐近死亡者的疗护需要在症状管控、医患对话和计划安排方面做到细致入微、有条不紊、积极主动和持续不断才是，但通常的做法都有些简单粗放。

"在需要专家的日子里，都会请缓和医疗的医生来会诊。在你们的培训过程中，记住这一点：当今，让任何人在痛苦中死去是没有任何伦理上、生理上或药理上的理由的。与之相反，允许某人死于痛苦则在医学和伦理上都是错误的。"

教室左边的一个学生举起手，犹豫了一下，然后开始说话。"关于这些问题我已经读过和思考过很多了。我同意您所说的大部分话，但我觉得渐近死亡的人有权按自己的意愿处置自己的身体。"

"这么说有一部分是对的。"我说，"谢谢您的见解。一些包括总统生物伦理问题研究委员会的伦理委员会和法院的开创性裁决都认为，人们有权拒绝任何提供的医疗，并且必须有机会根据他们的情况，决定合乎法律并可以获取的治疗。如果他们有健全的头脑，意思是有'决策能力'——人们充分知道在没有治疗的情况下，他们将死亡，仍可以拒绝治疗肺炎或者尿脓毒症的抗生素，所谓的'管饲'，如果是糖尿病患者，甚至是胰岛素。"

"但各有关的委员会、蓝丝带小组和法院也都表示，人们并没有权利接受他们想要的任何治疗。医生有责任不采纳示意想要的治疗方案，向患者介绍供选的方案全由医生决定。一个患者可能非常希望心脏移植或干细胞移植治疗白血病，但由于并存状况，他们就不具备做的条件。一个广泛转移性黑色素瘤的患者可能希望做神经外科手术来治疗脑损伤，但如果会诊的神经外科医生认为做该手术对患者并无好处，他可以拒绝进行手术。同样地，如果心肺复苏手术对患者徒劳无益，医生就不需要做。

"与这一原则相一致的是，大多数法院、立法机构和伦理委员会已经得出结论，民众不具备要求医生并从其处获取旨在结束他们生命的药物的权限。但仅从"权"的角度来回答您的问题是不完整的。我想把注意力集中在我最初提出的问题上：医生是干什么的？

"即便社会团体认定，渐近死亡的人自杀，就其刑事责任和人寿保险的目的而言，是合法的；但医学界则以为，也是我认同的，蓄意结束一个人的生命不属于医学的范围。"

我解释说，我依然坚决反对社会把"自杀援助"合法化，同时我认为，如果提倡这种主张的人不让医生参与这一过程，那么医生的作用和患者的信任就不会受到侵蚀。毕竟，需要用到我们的是我们的专业知识，就是证明一个想要用手段结束他或她的生命的人的病情确实到了晚期。用于加速死亡的药物剂量并不随年龄或体重而变化。发放许可购买致命药物给经鉴定的患者的责任可以交由另一个民事当局，如县检察官或地方法官，而不是由医生开处方。我仍然投票反对就此政策举行全民公决，但与"医生协助的自杀"相比，这种方法将减轻对社会结构的损害。这也会解脱医生们，使之得以专注于减轻患者痛苦和提高患者生活质量的工作。

"我担心的是由医生来结束患者生命所带来的社会和文化上的后果。"我总结道。

"我明白。"他说，"我还得再想想。"

"很好。当然可以了，况且，我的意见不一定对，有不同意见是容许的。再次感谢您的发言。"我回答说。

"离休息时间还有几分钟。医生协助自杀这个议题，我们已经深入进来了。我本来没有打算，但如果大家想要，我就用剩下的一点时间就此再多讲几句。"

我环视了听众席，没有反对的，倒是有不少人都点头同意。

"首要点：从临床的角度来看，患者提出的任何关于帮助结束生命的严肃要求都必须被看作是一个危险信号，表明患者正在遭受痛苦或害怕将来的痛苦无法控制。'医生，您能帮我死吗？'在警告被排除之前，都应当作为迫切的、紧急的医疗情况来考虑，就很像一个患者说，'医生，我这里有压榨感疼痛，就在这里。'"我说着，把紧握的右拳搁在心区上。"在你们成为一名资深住院医师之前，评估这样的患者主诉总是要求由更有经验的医生来做的。但并非所有这些请求都会是紧急情况。'医生，您能帮我死吗？'也许是一个人要求保证他或她到临死时的疼痛不会到很严重的地步——大概他或她的父母有一方在临死前的几个小时就是那样严重。最起码，这些都是倾听和回应一个人最恐惧的问题的机会。"

我解释说，在他们明年的研讨学程中，我们将讨论如何以安抚患者，建立信任感，以及有效的治疗来回应这些请求。我鼓励他们在第4年里的轮岗选择中考虑我们缓和医疗部门。

"刚才，我说过自杀和协助自杀是有区别的。根据我的经验，重病患者既有疼痛又有恐惧，一般已经都有结束生命的手段了。患有癌症或心脏、肝脏、肺脏或肾脏疾病的人通常都有满橱柜或满抽屉的治疗疼痛、睡眠或焦虑的处方药，当与酒精同服时，会迅速进入无痛的状况。网站上提供了多种完成这种工作的资料，就跟修车行里的工具一样完备。

"那些感到绝望无助的人中有许多都有了求死的手段，但还是有可能会要求他们的医生开药，以搞清他们的医生是否也认同他们是无药可救、了无希望了。从治疗的角度来看，医生必须持之以恒地救助以期改善生命质量。"

我想把这个话题像剥洋葱皮一样，再深入一层，就邀请他们从心理上考虑医生决定帮助或不帮助终末期患者结束他或她的生命。

"当医生再无别法救助正在遭受痛苦的患者时，协助自杀甚至安乐死，看起来可能是正确的作为。

"你们很可能已经尝到了医生的情绪状态会影响这一点的状况。如果医生长时间被随叫随到，或者遇到一系列困难的病案，就会撑不动了，这就很容易理解为什么他或她自身的过劳是造成感觉晕头转向、会诊效果不佳或者难以确定可行的治疗方案的原因。

"事实上，协助超前死亡这个决定对医生造成的痛苦可能和患者的恐惧与痛苦一样大。当我这么说的时候，支持医生协助自杀合法化的人会反对，但确是我的谨言慎行之见。"

有一位受人尊敬的英国医生，牛津大学缓和医疗教授，罗伯特·特威克罗斯博士曾写过："从未受到过杀死患者诱惑的医生很有可能临床经验不足，或者同情不了那些遭受病痛的人。"

"这些年来，我遇到了许多我认为生不如死的患者。一直以来，我不止一次有过为活受罪的患者了结生命的想法。盖因如此，我们的职业明文规定了行医标准和行医道德——提醒我们，此类行为属于不当。"

我再次停下来，环顾听众席。这是个关键点，需要时间考虑。

"我们只是怀有一技之长为他人提供服务的人而已。我们有情感，往往感到压力和劳累，以至于筋疲力尽。我们以集体的方式工作的原因之一即在于此。现在，在所有学术中心和大多数大型医院都配有缓和医疗团队，有缓和医疗专家随叫随到也是这个原因。治好疑难疼痛和为伤心难过的患者会诊是很劳神费时，透支心力的难事。即使是最好的医生也要有好的判断力和见识，还要有得力的护士、社会工作者、牧师、药剂师和其他人帮助。

"还有一句不可漏掉的话，医生往往会非常关注他们的患者。说实话，医生对患者通常很友爱。医生对患者主动热情的问候让患者感觉到了善意和礼貌。当我们痛苦或兴奋时，受到逼迫的情感妨碍我们做出正确判断，此时行为守则和行医道德就起到外部控制把关的作用。

"就像一个建筑物的水泥基础和工字梁一样，职业准则历经时艰（包括战争、经济萧条、自然灾害和其他社会动荡），维护了我们这个职业的结构完整性。从最早的无定性到现在，有个专业界限一直以来都很明确：医生不得故意杀害患者。这一界限在今天是有法律效力的，即使在医生协助绝症患者安乐死合法的州和国家也是如此。我们的职业还一贯主张其他界限，有时要顶住政治压力。例如，让医生执行州判处的死刑，虽是合法的，但绝不道德。即使在战争时期，医生也不得使用医疗技能给囚犯造成伤害。对吧？"

我再一次扫视了教室，学生们在领会我讲的，毫无疑问在分辨我讲的内容有哪些是他们同意的，哪些是不同意的。不少人向前倾身，将头支在交叠的胳臂或肘部上。有几个人点头表示同意。

"我们生活在一个资源有限、苦难无所不在的世界里，在这个世界上，全面医疗护理的费用高昂，难以企及，但可以致人以死的处方比比皆是。即使在当今，我们的社会安全网还是捉襟见肘，有许多人得不到保障，当急救部门和医院人满为患时，我担心'自我了断'会是社会的另一个权宜之计，既可避免高昂的成本和复杂的麻烦，又不用实施优良的医疗和以个人与家庭为中心的真正护理了。

"无论你们是否赞成将医生协助的自杀合法化，或者在你们行医的地方协助自杀是否合法，我们都不能让我们的职业沦为对付濒死患者要发生的高昂成本和极大痛苦的社会解决手段。

"正式的职业准则界定了行医中的允许和禁止项目，它所能起到的作用不在于限制，而是解脱。我从未放弃过一个自己想结束生命的患者。我一直以来都明确地表示，我不能也不会开致人以死的处方，所以烦事也不来缠身，同时我毫不含糊地申明，我的责任就是为患者治疗疼痛、减轻他们的痛楚并提高他们的生活质量。

"好的。我再说一次，不同意没有关系。就像那歌里唱的，'需要的您就拿走，剩余的就留下吧'。

"我们先休息十分钟吧。回来后再谈的内容就会轻松些了，如想象力呀、友情呀，以及我们能为面临生命终结的人做的许多事情。"

当我们重又开始时，我接下来讲我们对医生怎样为重病患者服务做了探索，一直以来这都是一个很费神的沉重课题。至少你们中有人一定想知道我从医为什么会选择缓和医疗。

"事实上，照顾晚期患者直到他们的生命结束是最令我愉快的经历，是对我个人的嘉奖。

"医生陪伴患者度过疾病和死亡的旅程，他们用医术和专长与人交往。即使我的患者已无药可医，我还是能把握专长，稳当地陪伴他们走完他们生命之旅的终程。

"我打比喻时一向谨慎，不好夸大其词，在解释我和患者及其家属的关系中，我就贴切地把疾病比作是一次不情愿的出行。因为我只在患者生病的某个短暂的时段中，才与他们及其家属有交集，就像他们乘坐的一个客轮船长或飞机机师一样，在我当值时，我的目标是尽可能提供最好的服务。

"我们前面提到的所有的医生须知，和这个'生病犹如出行'的概念很相符。如果你们陪同某人出行，可能是背包客或漂流者的随行医生，而此人受了伤有疼痛，那么你们当然会尽力让其舒服。如果你们的同伴病情有所发展，又正好是你们的专长处置范围，你们自然会拿出意见出手救助。

"在把死亡过程隐喻为一趟出行时，显而易见的是要有医疗配置和医生负责，以备不时之需。

"医生可以为未来提供指导。在与他人同行的旅途中，如果你们知道一条拓宽的安全通路，自然你们会建议去走。如果，无论是哪位，你们之前走过一条路，知道它再往前几公里路就不通了，你们自然会建议你们的旅伴改行它道。

"儿科医生的文字含义是'预期指导'，教婴儿的父母在未来的几天、几周和几个月里为可能发生的事做好准备。这个概念运用到生命尽头将近时，也很合适。临到家庭生活的这一阶段，险情往往是突发的，令人毫无准备，心惊胆战，对于如何度过这一艰难的时期，人们通常是不知所措。医生则会知道危险在哪儿，什么地方要注意，怎样早为日后做好安排。我们知道如何让人们为这些虽不情愿，却必经的难过之事准备妥当。"

在休息的时候，有个学生问我什么时候和如何向患者提及生前预嘱。此类话题将在第2天的课上涉及。由我们的缓和医疗团队的两名成员——安妮特·梅西博士和我们的社会工作者劳拉·罗拉诺——带学生演练这些交往会话。但我想在这里介绍一下这个主题。

"关于生前预嘱我要说一句：我建议每个成年人都要有生前预嘱。生病后越早完成越好。偶尔，听过我这么说的外科医生或肿瘤学家会对我提出质疑，说他们很难在刚一诊断或刚开始治疗时向患者提出生前预嘱的事。'拜洛克'，他们向我解释说，'那时，我们正在努力的是，建立他们的希望'。

"事实是，一个人一旦被诊断出癌症，提出生前预嘱的最佳时日就过了。当治疗产生副作用，或者出现一种并发症，如血块或感染，致使他们留院治疗时，此事就更不易提出了。当他们的癌症在进展时提，就显得唐突了——此时的重中之重是要抱有希望。

"缓和医疗有一句谚语：'总以为还早，需要时已晚。'如果患者在你们提出生前预嘱时有所疑虑，'但是医生，我以为您说您可能能治好我！'，那么你们就需要说明两件事：第一，'我们要求每个人都完成生前预嘱，因为我们相信，为要给您提供最佳可行的医疗护理，了解您将选谁为您代言，以及在危及生命的情况下，您的价值观和偏好，是至关重要的'。第二，您也需要能够说：'我做了生前预嘱，因为我想为自己要最好的医疗保健，并且，如果我的家人不得不为我的治疗做出关键的决定时，我想给他们尽可能多的支持。'"

我解释说："在教学中，我们可以提供范本做参考来说明，对任何人而言的最佳时机，都是提前做好生前预嘱，以备急需。

"为患者提供生前预嘱专业建议的唯一有效的方法就是自己先为自己做一个。否则会令人尴尬，就有点像一个吸烟的医生劝患者戒烟，或者有肥胖病态的医生为患者提供减肥咨询。"

不少学生笑了，我注意到几个学生在交头接耳。

"我们在哪里可以找到它们，拜洛克博士？"一个学生问道。

"梅西博士和劳拉·罗拉诺明天早上会带来一沓新罕布什尔州和佛蒙特州的表格给你们阅读，希望能读完。这是课堂练习的一部分。你们也可以从互联网上的几个网站上找到它们。"

我把生病比作出行这个事还没讲完。

"当患者进入濒死阶段时，陪伴就意味着伴随此人走完通往死亡的行程。

陪伴就是表明，我们做医生的不会抛弃一个在做出医疗决定时，未采纳我们意见的人。这有可能是患者拒绝了我们认为他应该接受的治疗，或者患者要求的手术或治疗过程并非对他最有利。我一贯的立场是：我来这儿就是做服务的。

"但我不必放弃我的正确判断，或牺牲我的专业良知来和患者一起继续这段行程。在医生协助自杀合法的州，不放弃患者就需要继续照顾那些从其他医生那里获得致命处方的人。当然我不会参与自杀，但我会继续陪护患者走下去，减轻他们的不适，优化他们的生活质量，帮助他们在死前完成他们觉得重要的事宜。"

我解释说，专业的界限是为了保护和防止医生以不当或非专业的方式行医，是对医生行医的专业界限，而并非情感盔甲，阻碍我们对待患者的诚心诚意。

"你们醒着的大部分时光都在行医。如果你们夜以继日地工作，没有自己支配的时间，就会感到工作繁重。

"许多学生和在培的医生都认为业界禁止医生与患者交友。此话不对。

"碰巧与患者结下友谊并无不可。偶有发生也很自然。事实上，如果你们在一个小镇上当医生——我就当过几次。很难不替生了病的朋友治病。乡村医生到头来难以避免地会照顾到他们的邻居们——他们的律师、会计、理发师、美容师、修理工或同事——既是患者又是朋友的情况几乎是绕不开的。"

交上患者朋友，唤来医者仁心，这就不只是同情或者友善，而是心甘情愿地和患者共度时艰了。但医生纵有治病救人之念，也有无可奈何之时，也需要向患者表述自己的沮丧、失望和悲伤之情。

"同时，'实事求是'意味着在必要时愿意把为难之事对患者如实相告。

"当医生能够实事求是时，受益的不仅仅是患者。我们个人也在真诚的医患关系中找到了职业的回报。"

正好我行医中的故事可用来举例，对这些原则做说明。

"就说我的朋友伯特吧，他是我遇到的一个患者，当时骨髓移植团队要求我们帮助他缓解疾病的极度焦虑，他每次住院都要待上好几个星期。

"伯特患有骨髓增生异常综合征，不幸发展成了白血病。在伯特当时的情况下，他唯一治愈的机会是干细胞移植。"我向学生们解释说，干细胞或骨髓移植患者有时被限制在他们的房间里几个星期甚至几个月。在为移植做准备的过程中，患者要接受剧毒的化学治疗和放射治疗，以清除他们的骨髓和血液中的病变细胞，健康的免疫细胞——淋巴细胞和粒细胞——会拒绝新移植的细胞，也将被杀灭。

"通过杀死所有的血液形成细胞——红细胞、血小板的前体细胞和全部白细胞——人们极易出血和感染细菌。许多人被感染了，每天需要静脉注射多种抗生素，加上抗真菌和抗病毒药物。患者感觉虚弱和恶心很常见。患者担心自己的未来是很正常的，理由也很充分。血液移植患者容易出现的并发症清单很长还很可怕。虽然干细胞和其他骨髓移植已经彻底改变了对儿童和许多成人血液疾病，包括白血病的治疗，但对于从无关供体接受细胞的成年人来说，移植的成功率只占不到一半的病例。有时，纵然'成功'了，排异情况也会在几个月或几年后再出现。即使如此，对许多人来说，这个过程虽然不好过，但还是值得一试，因为它是一个经证实有效的治愈机会。

"伯特想活下去，但他的疾病和治疗给他带来了身体和情感上的攻击使他犹豫再三。他认为，在接受干细胞移植之前和之后都要住院，那就像进了牢房，更加糟心的诸多麻烦还在后面。

"当我们的团队见到他时，伯特已经在医院待了一个多星期。当时他正在做爬墙的姿势，如果不是他的髋部受过重伤很疼，他可能真的是在爬墙了。事实上，他身上有一堆透明的塑料管连着两个泵和三个静脉注射液的袋子，它们被夹在或挂在一个活动支架上。当他尚有精力，左髋不疼时，他就拿着支架在房间里来回转——有点像一只绕着轮子跑的老鼠。但大部分时候他都很疲劳，到了浴室就得回头了。然后就要到床上躺好长时间。

"伯特是个顽强的、没有废话的人——这种性格至少要经过培养形成。在见到他的头两分钟内，伯特会自豪地大声告诉大家，他是一个右翼保守派，'拉什说得很对！'在不耽误化验和治疗，或者他没有呕吐时，他都在专心致志地看福克斯新闻，听拉什·林堡讲话，或者用他的笔记本电脑上医院的无线互联网，随时关注右翼网站。在这之前我与伯特素未谋面，他在谷歌上搜索了我，给我贴的标签是：收听公共广播，拿铁爱好者，自由派（都没错）。

"依伯特的性格，十有八九是想到就说。对我或任何有所阅历的人来说，他就是一本打开的书。不到 5 分钟就可看出，他喜好交友。他专爱辩论，特别是争议政治。他想要我和我们团队来帮他，但我很快就知道我们还得依照他的条件来。

"所以政治辩论赛成了我们日常来往的经常项目。大多数日子里，在我问过他的疼痛、睡眠、胃口和大便情况这些惯常问题后，他就喜欢争论和讲述他的极右政治观点。一来二去，伯特和我就交上了朋友。当我们需要的时候，我们可以进行认真的谈话——有时会讨论一些几晚上让他睡不着的事情，一些令他后悔的事情，包括一些他从未示人的隐私。据西 1 区那些非常了解伯特的护士们说，我还成了专对他的焦虑症的镇静剂。

"有一次，伯特在医院里一连待了 6 个星期，他患上了一种严重的感染——实际上是两种感染，一种是细菌，另一种是真菌，正在接受高剂量的强力抗生素治疗。尽管静脉在输液，一出现贫血过度，就输红细胞，血液学家还是难以保持他的血压不下降。越来越多的人担心他可能需要血管升压药，那样，就又要转到重症监护室了。

"当我去查房时，他感到虚弱，没有任何食欲，但说他身上不疼，也没有其他的不适。我自己注意到，他看上去比他的'化验结果'——当前的血

液计数或其他检查结果的图表中一系列的急性医疗问题要好。我感到他这次
又有希望挺过去。

"第2天早上，我给伯特带来了一些东西，我告诉他这可以帮助他康复。

"在面对他病房床的墙上，我用胶带贴了一张20厘米×28厘米的白纸，
上面打印的是粗体字：如果血压低，就向上掀开这张纸。之前我就告诉了护士，
每当他的血压太低时，就向上掀起这张纸，用胶带固定住。然后我就演示了
一下，掀开纸，里面出现的是一张我从网上复制并在家打印出来的彩色照片。
那是自由派有线电视脱口秀主持人基思·奥伯曼，他的身后是一面大大的美
国国旗。"

我对全班说："伯特忽地一声站起来，好像被蜜蜂蜇了。他脱口就是一
句'我讨厌那个人。'"

"我想它的效果出来了！"我说，"我打赌您的血压上升了20毫米汞柱"，
这个招数还真有疗效，我便得意起来，晃着肩膀在病房里转悠，他脸上的怒
容全没了，爆发出一阵大笑。一个护士即刻进屋查看，是什么这么喧闹。伯
特就对她说我滥用疗法，让她向上面报告。

"我们笑了好一阵子，我又留了一会儿，让他有时间给我讲了当天右
翼的新闻，但（幸好是）我的寻呼机没电了，我于是就告辞，说明天会再
来看他。

"接下来那几天的查房，当我一到离他房间最近的病例站时，护士和服
务人员就在谈论我贴在墙上的那张粘贴画。他们报告说，伯特向每个来走动
的人——工作人员、家人和朋友，逐一数叨这件事，引得他们都发笑，一直
到现在他也没有把它取下来。"

听众席的气氛很活跃。只看到一两个学生无动于衷或游离其外。从大多
数人的肢体语言和口中的喃喃自语可看出，或沉思，或不解，或奚落，或调侃，

各种表现不一而足，说明大家真正沉浸到这个有难度的主题中了。

我又看了一遍手表，决定再往下讲。

"到目前为止，你们都在耐心地听我讲，但说不定我下面要讲的行医方法有些人就不会跟了。我想要把我的治疗秘密对你们说透。我想象我的患者是处在良好的状况中。"

我猜起码有不少学生会觉得这听起来很古怪。作为教师，我们一直以来给他们头脑灌输的是器官、细胞、蛋白质和基因的结构与功能，现在我说到想象力，虽然对一些学生来说，这听起来像是"不合理性的迷信"或"新世纪的理念"，但有依据的想象是医生的一种最强有力的治疗工具。对于有形和无形领域的健康状况均可适用。

"想象一个患者的状况良好就是提出一条路径，通往可以达到的目的地。这是我和重病患者，特别是对于无法治愈的患者及其家人讨论病情的一个指南。事实上，除非我能想象一个患者会调适到'良好'的状况，否则我不太可能帮助患者找到自身安宁的办法。"

我解释说，利用自己的想象力作为治疗工具的能力是一种技能，他们可以在以后多年的训练和实践中发展和完善。在临床培训开始时，医学生努力熟记的是实验室的测试项目或要求做的扫描种类，抑或是哪种药针对哪种病症，此时他们可能很难形成"想象一个患者是处在良好的状况"的思维图像。我用一个学雕塑的学徒打比喻，学徒还在学习使用各种凿子、锉刀和锤子，必须集中精力避免破坏一块大理石，反观一个雕刻大师，他则可从未经切割的石头中想象出已经打磨抛光的杰作。

"在照顾晚期的患者时，主治医师以两种有形的、直接的方式使用想象力。首先是仔细倾听病史，努力从患者的视角去理解并记录下来。一个人不能完全了解另一个人的切身体验。"这就是为什么说"我知道您正在经历什么" 这话的口气在患者听起来只是麻木不仁。然而，如果一个医生花时间并动情感来做这件事，他（她）就能够说出"我只能想象这对您来说有多困难"这样的话，表达的是与患者的情感共鸣。医生可以用他们的感知想象力倾听患者的故事，就好比是说话者本人，在尽量通过患者的眼睛看待世界。

"一旦与患者的个人观点有了应和，医生在应诊中的创造性想象力就非常可贵了。我可能会请一个人来想象一下，把未来的时间作为一个生命故事的持续部分。'假定我们了解这个故事中的主人翁，你们希望这个故事剩下的章节会怎样展开呢？'"

我解释说，医生的想象力可以成为人们希望的泉眼。

"希望蕴含'对某种吉利的渴望，至少怀有些许期盼，或者相信可以得到它'的意思。医生可以帮助人们找出还可以完成即实现的有意义的事情，然后与他们一起制订实施计划。

"你们很有可能听说过这个秘诀，'我们做什么并不重要，重要的是我们怎么做'。给患者看病时具体的措辞抵不上医生的自信心和应对能力。一个平静的声音，从容的步伐和乐意倾听可以减轻一个人的恐惧。也许在某种程度上，患者会感到'医生的阵脚并没乱，所以我该不会有事儿'。反之，如果医生心绪不定，就无从听进患者的主诉，或者关爱的患者可能会死，医生心里又会受到纷扰，那么，医生自己的焦虑就可以传染给他人。我们只要到场，躬身、倾听，就能有相当好的治疗作用。"

有个女生在上课时没说一句话，但整个下午她的身子都向前倾着，显然很专心，此时她举起了手。她说："我曾经听过一位教授说，每位医生都会形成自己独有的与患者互动的风格。可以说说您的风格吗？"

这是个从来没有被问过的问题。我得想一会儿。那些经我照顾的和就诊的患者面孔一一掠过，最后落到乔伊斯身上。

"老实说，除了用我刚才描述的方式来发挥想象力之外，如果我有一种'风格'的话，我认为打趣就包括在其中。"

我解释说，和患者开个无伤大雅的玩笑，甚至善意地逗个趣，使我能够敏锐地感觉到他们的生活质量和秉性脾气。"我并不认为这个方法对每个人都适合，但对我很管用。"我就给你们讲讲乔伊斯的故事吧。

"乔伊斯 78 岁了，看起来常年在外风吹日晒。在她明亮的眼睛四周留下了被风吹蚀的模糊线条，被太阳牵拉的嘴角总像在笑。她的女儿保拉和朋友描述乔伊斯的词都是'健旺'，这表明了这位硬朗的佛蒙特人过去经历的坚韧不拔。她的丈夫在 38 岁生日前两天从一棵树上摔下，身体残疾了，没了工作。乔伊斯做一份全职的簿记工作，同时也包揽了夫妻俩在佛蒙特州北部的小奶牛场的大部分杂务。

"那时我认识乔伊斯已有大半年了，我们的缓和医疗团队帮她应对慢性淋巴瘤的影响。我们已经准备妥当要给她治疗疼痛时，她的身体却逐渐差了。淋巴瘤最终会要了乔伊斯的命。但暂时还不会。3 天前，她因支气管炎变成肺炎住院，静脉注射抗生素迅速好转，几乎要出院了。虽然她的身体日渐转好，但在我去看她的那天，她还是过于虚弱，不能自理。她的精神状况差到极点。

"乔伊斯见我就爱开玩笑。在我们第一次访问时，她曾问到我的'口音'以及我长大的地方，打从她知道我是新泽西州人时起，就时不时找我寻开心。她喜欢《黑道家族》这个关于新泽西州黑手党家庭的电视剧，想要探究我是否与其'有联系'。然而，那天下午，她的情绪却很忧郁，我们谈到了她的健康，我说她独自在家可能已经不安全了。

"我认识乔伊斯的家人，知道她的女儿保拉和长孙女艾希礼，以及艾希礼的丈夫贾罗德，家人一再要求乔伊斯到佛蒙特州南部和他们一起住。但乔伊斯一直都不同意。

　　"'保拉是个专利律师，干得不错，生活条件很好。但她离婚了，有3个女儿，一个还在上高中，艾希礼怀孕了。别误会啊，艾拉。'（我们相互直呼名字）'我喜欢那些孩子，就像花儿喜欢雨露一样。'她大声地补了一句。'但是保拉有自己的问题。她一连和几个男士的关系都没处理好——真挺失败——但她还没找到自己的原因。'她望了我一眼，意思是问我是否明白。我点点头，表示我在听她谈。'她正在奥尔巴尼看一个收费很高的心理医生。'每小时两百美元——乔伊斯转了转眼珠——'一周看两次呢！'"

　　"我只想待在我自己的家里——能待多长就待多长吧。"乔伊斯说，"她坐在病房的活动靠背椅上，向我袒露她的心里话，'我真担心会成为家人的负担。'"

　　"我希望用温柔的幽默让她振作起来。'担心就不必了，乔伊斯'我说，'我老实说，您都已经是了。'"

　　她带点苦涩轻声地笑了。"哦，多谢多谢。这让我感觉好多了。她的眼里又有了闪光。"

　　"我解释说，她的家人已经把她的病放在心里了。'怎么可能还有其他的安排呢？您的女儿和她的孩子们都爱您，当然很在意您。难道您真以为您远离她们自己住，对她们就容易些吗？其实，让他们最安心的莫过于照顾好您。'"

　　她仔细地听着。"乔伊斯"我继续说，"您不是告诉过我，您在您父母的最后一段时间里照顾过他们吗？"

　　"是的。"她点点头。

　　"并且您还照顾了您丈夫近10年，包括他死前的那几个月。这对您来说很重要吗？"

　　"那天下午我的所说所问，都再没有比这个问题更让乔伊斯动情的了。"

"是的，这的确很重要。"她又点了点头。

"当保拉刚出生的时候，她需要没完没了的照顾，我敢说，您老熬夜。是不是有点负担？"

她迎着我的目光，并不认输。"照顾婴儿是天意，理所当然，对吧？"

"当年您的丈夫受了伤，您就成为养家糊口的人了，还要打理农场，同时照顾他——他的情况需要有人照应，这还不是负担吗？"

"对我来说从来就不是！"她反驳我说。

"对他来说呢？他有没有表示过他是您和您家人的负担？"她低下头，好像在和自己说话似的，点了点头。

"'是的，对他来说是的。''对我来说，这根本不是个问题。我爱他，做了我该做的事。'"

"乔伊斯，我感觉到的是您刚才说的保拉和您的孙子、孙女们现在的感受。您既是她的母亲也是他们的祖母，他们都想照顾您。事实是，关心您是他们自身在情感健康上的需要。他们更怕让您孤独地死去，甚至您可能倒在这农舍的地板上，而他们远在数公里外，救助不到。"

"不管您喜不喜欢。"我继续说，"您和您的家人在这件事上心是连在一起的。他们的生活已经受到您的疾病影响了。您无法让其恢复原状，只能尽量处理好目前的情况。想想看，您能为家人做的最好的事情可能就是让他们照顾您。他们可能需要悉心照顾您来表达他们对您的爱。"

"我停了一下，然后补充说，'您可以为家人做很多别人做不了的事啊。'"

"'比如说什么事？'她表情夸张地问道，歪着头，扬起一只怀疑的眼睛，另一只眯着的眼睛，藏着的也未见是好意。显然，已经有人警告过她，新泽西州人说话都不切实际。"

"'好吧，首先，您可以考虑告诉您的女儿，您为做她的母亲而感到骄傲。

地球上没有人能给她这个礼物。'"

"她那夸张的表情此刻消失了，突然间溢出了眼泪。我把她床头柜上的那盒纸巾移到靠近她坐的活动靠背椅的托盘架上。我没出声，静静地陪在那里，有意识地在她的病房里留出空间，任由她宣泄。"

"好一会儿都没人说话，就听乔伊斯'扑哧'一下笑出声来。我忍不住好奇，问她在笑什么。透过还在流的眼泪，她说，'拜洛克，您让我考虑告诉我女儿的，就是她需要的。她不需要那个心理医生！她需要的是我，她的母亲，来告诉她我爱她，我为她感到骄傲！'"

"我们一起笑了起来，都认为如果所有的父母都花时间投入必要的情感精力，告诉我们的每个孩子我们有多爱他们，以及成为他们的父母让我们多么自豪，我们可能会让一代心理医生都无事可做啦。"

"您可能做的另一件容易的事情就是讲您的故事。也许您的女儿知道您生活的细节，但您的孙子、孙女们知道吗？他们听说过您是在哪儿长大的吗？他们听说过关于您的兄弟姐妹，他们的姑祖母和叔祖父的过往旧事吗？当他们还是孩子的时候，你们最好的朋友是谁？他们能想象您的学校是什么样子吗？或者您的第一份工作是什么呢？他们知道您和您丈夫怎样相遇和恋爱的故事吗？"

"您明白我的意思。这些是您的故事，但从某种意义上说，也是他们的故事。我们的不让一人孤独的志愿者经常帮助人们记录他们的故事，通常只是用麦克风，有时也用到家庭相册。如果您要这么做，我敢打赌，有一天，艾希礼现在怀的孩子会听那些故事，听到您的声音。"

"'天哪，您可真行！您都能把雪卖给因纽特人。'"她摇摇头笑了。我心下明白，她把话题转了。开个玩笑就绕开直白地同意什么了。

"就在那天，乔伊斯的内心随之而悄然变化。她出院几周后，我给她打

了个电话，只是想听听她的情况。她说'我想，不出您所料啊。'她那朋友
式的挖苦腔调让我知道她很高兴我打电话来。"

"她没有搬离，但这已经不是问题了。她采用了更多的居家服务来帮助
她。一个孙女现在周末和她住在一起。她说，她接受了我的建议，在临终关
怀志愿者的帮助下开始录制她的一些故事。"

"我问她是否难以接受女儿和孙女的帮助。"

"我不乐意那样做。"她补充道，"我猜生活就是要这样过的。"

"我请学生们注意，我在和乔伊斯建立了融洽的关系的基础上，是怎样
把想象力逐步增强并运用到咨询中去的。"

"这种咨询基本上只是需要一点时间和愿意倾听的心。这种疗法安全无
毒，并不深奥。连医科学生也能做到！"

这引起了大家的一片笑声。此时的教室像是一个客厅。大家都放松下来了，
我们的课也接近尾声。

一名学生举起手说她有一个严肃的问题："您显然和您的患者关系不错。
照顾他人对您的代价是什么呢？您如何处理您的情绪，尤其是在繁忙的日
子里？"

"是啊，很多天都累得不行。经常一到晚上和周末不值班，以及放假就
感到高兴。好在我有一个体贴的妻子和暖心的孩子，一个完整的个人生活，
平衡了我作为医生所经历的压力和悲伤。睡眠、锻炼、冥想、美食和幽默都
有很大帮助。"

"有种概念要小心，说我们医生就像是眼镜，看到的要么就是充满忙碌，
要么就是完全清闲。""照此看来，我们的能量存储迟早要被工作耗尽。这
个假设认为我们的生活是各不相干的两部分。但是在我的行医生涯中，绝大
多数时间里，我心里装满的都是我的患者，包括那些濒死的患者。当了 30 多

年的医生，我经常在晚上走出医院时，感到我从事这个职业是多么幸运啊。有时候，即使经我尽心尽力照顾的人去世了，我也会有这种感觉。"

下课了，我提醒学生们把评估表完成，并再次表示，希望他们能在明年的综合临床经验课程中选择这个课题。

我整理好我的资料，走出教室，我的思绪回到了学生提的最后一个问题，关于这项工作有时在我身上造成的情感影响。我想到了一个年轻的患者莎伦，她遭受的磨难和疾病深深地影响了我，我还记得她去世的那天。

# 第七章 那天很忙，莎伦去世了

床头柜上的时钟显示的是凌晨 4 点 42 分。我从噩梦中醒来。浑身被汗水浸透，还清楚地记得我在梦中正从一个令人窒息的黑暗洞穴往地面上爬。

我静躺在床上，仍可以看到那个地方，一堵阴湿的墙和一个瘦骨嶙峋、灰蒙蒙的活物，这让我想起了电影《指环王》里的咕噜姆。它隐约地像在威胁，却又困于伤痛，欲求活命。它蹲在一小滩水旁，护着它，眼睛盯着我。我认出它代表的就是莎伦，一位 17 岁的患者，患有肺囊性纤维化，一种先天性疾病，阻塞气道，最终破坏肺的结构。莎伦被称为我们儿科病房的"黑暗公主"。她是医院的常客——只要想要，就有一个最喜欢的房间住，如果没有，她就会闹上别扭。

莎伦快要死了，没有一个分析师看得出来我做的梦是我心灵的悲哀忧伤与愤懑不平在交相撕扯。她还是个天真无邪、毫无过错的孩子啊！

我有时醒来会想到当天要去查房的患者，还觉察到某个人可能要死。今天早上，我一醒来，直觉感到今天莎伦会死去。

我的妻子伊冯娜动了动，当我踮着脚走进浴室时，她又睡着了。

"如果看一眼就能杀死人，死在她门口的医生和护士该有一堆了。"乔治·鲁伊斯医生在邀我参与莎伦护理的那天告诉我。他的面部表情说："这绝非易事。"

两年多以前，莎伦的肺部专家乔治要求我帮助减轻她的疼痛和胃肠道症状。他还要求我帮助她和她的母亲适应"她的持续衰弱"，他是这样用词的。至于"她即将到来的死亡"，他的语气和悲伤的眼睛已经足够说明，用不着说了。

"您还好吧？我是拜洛克医生。"我说着，把头探着她的房间，"我可以进来吗？"

我在门口等着，然后又等了一会儿。"我想可以吧。"一个是十几岁女孩的声音终于回答了。

我拉开窗帘，露出来的是一张未经整理的床，床上没人，另一边有一根静脉注射支架，上面装着一袋袋的生理盐水和药物。患者病房的设置通常可以提供不少人的内心信息——他们的个性、心境、兴趣和价值观；他们的家人（通常人们用胶带或把照片贴在布告框里或墙上）；风格各有不同。这些墙都是光秃秃的。莎伦在哪儿呢？

"你还好吧？"我又问了一声。

"我在这儿。"我顺着床边向外张望。在床柜上有本《北美爬行动物和两栖动物》百科全书，边上是几本青少年杂志，上面搁着一个没动过的午餐饭盒。莎伦盘腿坐在地板上，周围摊着的一堆衣服似乎是不远处敞开的轮式行李箱里散落出来的。她正在穿一串项链，复杂的设计，像是摩洛哥格子结构。她没有抬头，披肩的浅棕色头发从中间分开，遮住了脸，使我看不见。

她的指尖像棉签头一样肿胀，这是慢性肺部疾病的常见症状或特征之一。患有心力衰竭、肺气肿或其他呼吸系统疾病的人的手指和脚趾尖的低氧水平会导致角质层和指甲的正常凹面结合处周围的血管和软组织肥大。

她穿着一件破旧的黑色运动衫。黑指甲油涂遍了每个指甲，但都已斑驳不全了。她左手的小指上还绑着个氧饱和度传感器。她那纤细的手微微颤抖着，穿那些小珠子所需的耐心和专注给我留下深刻印象。

"我是拜洛克医生。"我重复了一遍，"我在缓和医疗部门工作。"

"我知道您是谁。您是死亡医生。"她说时，手并没停，用长针又穿上了几颗珠子。人们一般会认为缓和医疗与死亡有关，但"死亡医生"通常是指协助自杀的杰克·凯沃尔肯医生的绰号。我想的是让自己离那个联想越远越好。

我一低头，看到的是一头油腻没梳的直发。只见她的鼻子旁探出缕缕棕色和还没变深的金色发丝，仿佛是在透过线帘向外张望。

人们有时会想医生是否能看穿他们——当然是打个比方。在上医学院之前，我常常想知道有经验的医生仅凭双眼，能看出多少我的情况或其他人的情况。事实是，可以看出很多东西。这是训练和阅历的必然结果。

训练有素的医生善于观察。我们往往会注意一个人的手部状况：它们是粗糙还是柔软？是否长了老茧，或手指有无尼古丁熏过的痕迹，指甲是悉心锉过或被牙啃过？同样地，我们也会注意到一个人的牙齿和皮肤，以及他或她脸上的皱纹。然后看人们的仪容整洁与否，以及发型和着装风格：来医生办公室时，是着意打理过，还是勉强对付的。

这样的事情可以告诉我们很多关于一个人的习惯和他的总体生活状况。通过一个经验丰富的医生的眼睛，揭示出一个人的过往概况——当然，由于我们不是读心术士，也涉及不到具体事——而是一个人的生活基调、一般的紧张程度和日积月累的负面影响。人们的表情和举止，他们的姿势和眼神，是烦躁不安或是神态自若，所有这些构成了对他们的内在状态的综合印象。

"这么说吧，实际上，我愿意把我的工作想成和生命相关。"我回答说，"我们的团队专注人们的舒适度和生活质量，帮助那些处于困难的治疗过程的人。"我停了一下，留了个机会给她回应。她却并没有理会。

"并非你快死了，我们才来帮助。"我继续说，"这是个有危险的病，可你不巧得了。我了解到你的病情是有些严重，真遗憾。"

"是吗？"她拖长的调子里带有讽刺的意味，好像是在说，"得了吧。"

我觉得我们像是在进行击剑比赛，我决定出手刺击。"那么请告诉我，你快死了吗？"

"是的，我知道我会死的。"

我对自己说，说"我会死的"和说"我快死了"在意思上是有差别的。于是我继而问莎伦，是否知道她会死对她意味着什么。

"什么也不意味。"她说，"当别人告诉你三百次你会要死时，你还会在乎吗？""除非我能接受移植手术……"她小声补了一句。这跟进的第二剑显然并没有让她的冷漠少点，因为她用更大的声音问道，"那又怎样呢？"

她仅仅动了动肩，微微一耸，一副听之任之的架势，意思是说："我的生活毁都毁了。要么就告诉我一些我不知道的事情。"

我顺着莎伦的话往下讲，谈到肺移植的主题。事实上，我想知道肺移植对莎伦的可行性有多少，她是否知道自己会遇到什么。医生们在提及接受移植手术时，通常认为是用一种严重的疾病和另一种交换。被移植的肺平均可以将患者的寿命延长 5 年——换了肺，可活的年份增加了不少，但可能很辛苦和不舒服。再说，环绕 5 年中点的贝尔生存曲线很宽，这意味着少数人能多活很多年，而有些人在接受新肺后不久就会死亡。

我决定继续盯着看什么能够触动她。"你知道，我来这里是因为鲁伊斯医生和几个护士认为你心情不好。他们担心你，让我们的团队看看我们是否能帮助你。你觉得你郁闷吗？"

"我想是吧。我还会怎么样？我的生活糟透了。"她说着，一抬眼，仰起的头让头发分垂到脸的两侧，正碰上我在看她。这个动作极轻微，但我本能的印象是，她是有意一动没动的。莎伦的脸窄窄的，这张漂亮的脸，看起来憔悴得像个老妇人。鼻子周围没有天然皮下脂肪，眼眶下低陷的黑眼袋像是嵌入的黑色新月。看着莎伦就像盯着看一个摄影记者的战争难民系列作品中的一个对象，或是在沙尘暴区的纪录片中罗西娅·兰格拍摄的历史照片中的一个人物。她的营养不良不是因食物而起，而是因为生理上无法吸收她所摄入的营养。

她知道自己的外表对陌生人的影响。我相信她见到过人们看到她就退避，把目光移开的情景。我明白为什么儿科护士们在谈到莎伦时经常说的一句话是"心碎"。

这已经是两年前的事了。昨晚我把闹钟定到 5 点 15 分，现在已醒来，今天要开始了。我抛开夜梦和思考，迅速刮光胡子洗澡。从浴室的窗户向外看，新雪下了一夜，吹到车库大门堆了 60 厘米高。我穿好衣服，匆匆看过笔记本电脑里连夜到的十几封电子邮件。大多数是垃圾邮件、通知或时事通信，但有两封重要的邮件是需要及时处理的。只要有可能，我对来往信件都是采取"一次性接触"的策略，尤其是在我担任住院会诊团队主治医生的几周内。这只是我 7 天连续工作的第 2 天。下个周末之前的日子会很长，而且电子邮件以及需要我处理的项目和委员会工作很容易堆积。我能一次性完成的任务越多，就越好。

每封邮件我都花了几分钟的时间来阅读和回应。我把我的电脑置于暂停模式。我知道我的进度已经晚了几分钟。然而，我还是花了一些时间去冥想。

很久以前我就意识到，打坐冥想是我开始一天的首要任务。虽然只有 20 分钟的投资，却能使我在面对头昏脑涨、痛苦不堪的患者和他们的家属时，处理局面的精力更加集中。如果有哪次我没打坐，一天中某个时候，就会感到精力不支，心绪不宁，需要格外用力稳住情绪和应对病情。

在我今天早上打坐的时候，我梦中那个活物的形象不断出现。地板上一片凌乱，她蹲在那儿，眼朝上盯着我。过去 26 个月的记忆碎片从我脑海里经过——每帧都是莎伦的黑白照片，她坐的地板，靠的墙壁和遮挡隐私的窗帘，清一色的都是灰暗。

和莎伦打交道并非易事，她经常让护士、抽血师、呼吸治疗师和放射学技术人员恼火。但她把一切都摆在面上。一目了然，她的怪脾气是一个被吓坏了的孩子穿上的行为盔甲。她很脆弱，但并非毫不设防。当涉及治疗、药物和她的饮食时，莎伦把人们分成那些"理解"她（也就是说，让她放松一下）的人，对他们，她就配合，对于她不喜欢的人，她连话也不和他们说。有时，她只是假装听从鲁伊斯医生或儿科住院医生和护士的要求，但还是会偷吃一些禁止的东西，比如甜点——对她的波动不稳的血糖水平来说是一场潜在的灾难。

一天下午晚些时候，在我第 2 次查房时，莎伦很明显地表现出情绪低落。我当时和她并不很熟，还在努力建立关系。虽然我想得到莎伦抑郁的原因，但我想知道哪些事最让她忧心。

"我想知道。"我开口道，"如果你不能改变心力衰竭的病，但还能改变别的东西，你能想象有什么能让你的生命更值得活下去吗？"

"乳房！"她毫不犹豫地说。

触碰得分！我想。我们又要开始击剑的回合了，我格挡的可是一个专业选手啊。"是啊。"我大声笑着说，"对你这个年龄的人来说，听起来是完全合理的事情。"我早年参加工作后曾做过家庭医生，有两个发育完全的女儿，一个 11 岁，一个 13 岁，可莎伦已经到了 15 岁，却还没有来月经。最近儿科医生给她做了一次体检，发现她有了乳蕾，即乳头下面的早期乳腺组织——小结节，对于她来说，这只是另外一个提示，她还不是女人。她说她觉得自己不正常和很丑陋。我说，阻碍乳房发育的原因有可能是太瘦，我试着从非病理方面寻找问题的关联，我告诉她，许多年轻的芭蕾舞运动员和体操运动员的乳房发育都有迟缓，初潮也开始得晚。

"是的。"她点了点头，这次并没有讽刺的意味。她已经对她的病情在生物学方面有了了解，我这是在进一步加深印象。同时也希望从她的眼里获得一些对我专业上的信任度。

结果还不好说。莎伦对自己的性发育并不避讳，继续谈论，但不带感情，好似游离了身体。她说"我"的时候像是在指第三者。

"我知道我需要增加体重才能长乳房，但我不知道我能不能。"她的音调越说越高，就是告诉我，她还抱着希望。她把真正的心事袒露给我。信任的种子已经播下了。

两年后的现在，莎伦 17 岁，她的生命正在很快地接近边缘。我接着打坐，过往的事情像一团风暴云一样逼近我的意识。很久以前，我就已经习以为常地认为莎伦住院的那间昏暗的病房就是一个茧，保护着她的安全，所以我拿不准为什么我感到梦中的洞穴是不祥的预兆。我怀疑这算不上是觉察到的，根据我通常的觉察水准，我难以相信，莎伦很可能死在今天。

我从蒲团上起身，走到厨房，冲了一杯咖啡，系上领带，穿好御寒的衣服。当车库的卷门打开后，我发动了车，然后抓起了靠在车库墙上的雪铲。新罕布什尔州山区的隆冬清晨会非常寒冷。当时气温约 -12.2℃，还伴有阵阵寒风。尽管如此，在铲走了最难清除的积雪后，我还偷闲看了会儿天上的星星。那天我所看到的自然景色就只这些了。我在住院部担任主治医生的那几周的工作尤为紧张：我要到下午 6 点半或 7 点，也就是太阳再次落山几个小时后，才会离开医院。

缓和医疗医生的使命是要保护患者的舒适和愉悦。为了履行我的使命，我还必须改善护理系统。这就是为什么我要在早上 6 点 45 分赶到。肿瘤委员会在这个寒冷的周二早上要开会。内科、外科和放射肿瘤学家利用这周会议来讨论新的癌症病例。我在场往往会扩大讨论的范围，鼓励他们考虑潜在的治疗方法对每个患者生活质量的影响。

医院所在地是黎巴嫩镇，所幸我要走的 1 ~ 89 号州际公路，已经被铲过雪，还撒了沙子。我打开了国家公共电台，新闻一小时已经过半，在播报最后一条标题新闻。但我的思绪回到莎伦身上，于是我关掉了收音机。

自从第 1 次与莎伦见面以来，发生了很多事情。她每隔几个月就住进达特茅斯的儿童医院，最近几乎每个月都住进来。通常，她是因为胸部感染住院，开始是低热、轻微呼吸短促和"肺相反应的"右胸部疼痛，后来每当她深呼吸或咳嗽时就会疼痛，尽管口服抗生素，但是情况持续恶化。有几次是因为她的血糖非常危险——正常的血糖是在 5.5 毫摩尔 / 升左右，而她的却在

25 毫摩尔/升左右，这作为门诊患者是无法控制的。

这些对她来说都不是什么新鲜事，只是她到生命尽头的最后一阶段。

出生后不久，莎伦就被诊断出患有肠道阻塞。测试显示，她汗液中氯升高，可以诊断为囊性纤维化。囊性纤维化影响了大约 3 万名美国人。这是一种致命的疾病（尽管最近遗传基因学、蛋白质组学和药物开发的进展提高了对显著有效的新治疗方法的希望，甚至想象到有可能治愈）。囊性纤维化增加了分泌物的黏度——认为黏液，尤其是在呼吸道中，导致慢性鼻窦炎和支气管炎，并逐渐破坏精致的葡萄串状气泡，就是肺泡，而它们提供的表面积则是为了进行肺和血液之间的氧气和二氧化碳交换。

通常，我们的鼻窦、支气管和肺中的黏液是液体的，其黏度与热蜂蜜相一致。受囊性纤维化影响的人的黏液相当于焦糖的黏度。这阻碍了细毛状纤毛有节奏地跳动，通常黏液是向上和向外清扫，不断地清洁我们的下呼吸道。

囊性纤维化最广为人知的是一种呼吸系统疾病，但它也是一种肠道和内分泌系统的疾病，还可引起肝硬化。

这些病莎伦都有。除了每天服用 12 种不同的药片，她每隔几个小时要吸入难闻的洗涤剂薄雾和抗生素喷雾剂来释放凝结的分泌物。她还要忍受每天 3 次、每次 15 分钟的"托起和拍打"治疗——治疗师或她的母亲要击打她的胸部——或者，当他们不在时，就给她裹上一件特殊的振动背心，那是仿造中世纪的酷刑衣做的，只是古老的尖锐铁钉换成了一排排的硬质管，把从一个气泵中爆发出来的压缩空气转化成振荡，晃动她的痰直到吐出来。她每天需要注射两次胰岛素，如果血糖测试过高，通常每四小时注射一次。她很容易被感染，而且好得很慢。糖尿病使她有小动脉过早老化的风险，继而会引起肾脏、眼睛和心脏的问题。莎伦也清楚地知道，长此以往，她就会承受不了这些并发症的折磨了。

在我最初去病房看她的几次中，我主要专注于建立信任和"正心理治疗关系"。我教导学生、住院医生和同行们，医生对患者的真诚和专注会带给他们安慰和信心。有人对此冷言冷语，认为这是安慰剂效应，他们则是忽略了它的意义。治疗上的融洽关系入情入理，这是一种非常宝贵的临床资源，也是每个"名副其实的医生"的医德。其威力可大于安定的效力。的确，被列为苯二氮䓬范畴的安定类的药物——安定文、阿普唑仑、舒宁、氯氮和氯硝西泮等，给患者一种"有妈妈在"的安心感。阅历丰富的医生们就知道，他们亲自到场关心患者亦可达到与之完全相同的效果。

还有一次，也是在我和莎伦的交往早期，我去看她，问到她的幻想愿望清单上还有什么，我还提醒她我不是阿拉伯神灯中的精灵，问那个问题只是更好地了解她的为人。她希望有一张坦普尔宠物床垫，一只宠物狗，做个鼻部整形手术，这是些男孩们的兴趣，还想学习芭蕾舞。她喜欢动物，她的秘密愿望是当她长大后要成为一名兽医。她说到"当"时，扬起了声调，好让我知道她的意思是"如果"。她有一只宠物蜥蜴，叫小东西，但她担心她以后还得舍弃它，因为她经常住院，没人照料它。

莎伦的家人住在新罕布什尔州的曼彻斯特附近，我们医院以南，开车要1小时45分钟。虽然人都心地善良，从无恶念，但烦恼仍接踵不断。莎伦的父母在她8岁时就离婚了。母亲斯蒂芬妮再婚时，她14岁；仅仅3个月后，她的继父比尔就中风了，左臂和左腿瘫痪，使他无法工作。在他生病之前，钱就一直很紧，现在他更是为此担心。他们被迫搬到一间更小的公寓里。莎伦的行动不便，家里的房间又小，令她感到窒息，尤其是新英格兰的冬天漫长而又寒冷。甚至开车出行也有限制。当她住院时，由于油价高昂，她的家人只能在周末探访。

3年前，我们的团队创建了一个特殊患者便利设施基金，给像斯蒂芬妮和比尔那样的患者家属充了值的"汽油卡"来支付他们一些来探视的费用。我们还给达特茅斯儿童医院护士创建的一个基金，捐了50美金，为莎伦买了一只不易引起过敏的无毛猫，虽说它看起来很怪诞，但她很喜爱，并给它取了个名字叫克洛伊。不幸的是，没过多久克洛伊就感染了一种猫科动物的病毒，不得不摘除了受感染的那只眼睛，距莎伦初次感到它的生命活力才6个月，它就死去了——一系列事件似乎只是证实了莎伦深信不疑的想法，她是被诅咒了。但莎伦以独特的隐忍接受了克洛伊的死。这只是整个过程的一部分。

在莎伦住院期间，有时，到了星期六，如果我的时间安排得过来，我就给她办个外出许可的"通行证"。我会带她去一家宠物店转上个把小时。她往往乐此不疲，一一指出不同品种的狗、兔子、蛇和蜘蛛。在病房里令人发怵的她变成了一个正常的孩子，她发育得慢，比十五六岁的年纪更显小，青春洋溢、活力四射。要是她的胃功能健康就好了，我们就会停下来吃一顿午餐，点她最喜欢的，在医院吃不到的食物：有金枪鱼烤面包，一份规定饮食里没有的冰激凌。

通过数不清的预约就诊和交谈，医生与患者以及和患者父母之间的关系在莎伦、斯蒂芬妮和我之间逐渐建立起来了，交换信息和想法也就很简单和常态化了。即使在莎伦没住院时，我也经常收到她母亲的信息，通常是电子邮件，偶尔也有电话。斯蒂芬妮的电子邮件都很短，通常告诉我的是莎伦肠道症状的轻微变化，或者她难以拿到医疗补助计划批准的药物。有时她会给我发一封电子邮件，只是夸耀一下莎伦的舞蹈课结业了，还把证书挂在卧室的墙上，或者没想到她在学校的标准化测验的成绩那么好。如果超过一两个星期没有新的消息到，我会查看她的病历或者打个电话登记一下情况。

有一次，在我参加的达特茅斯儿童医院护理计划会议上，一名社会工作者大声质疑我们一些人对莎伦的特别关注是否恰当。她指是在道德上的"适当"。为什么单单是对她，而不是对其他患者？难不成我们越过了医生、护士和患者之间庄严的职业道德规范吗？

我很严肃地对待了此事，倒不是因为我对我的行为是否恰当缺乏信心，而是我认为这个关切点很适合用来教学。我们的团队利用每周例行的教育会议来讨论这些议题。职业道德规范是用以保护脆弱的患者不受医生摆弄行为的伤害。但明晰的职业道德规范也是一种松绑，能使医生和患者的关系更加真诚。经过热烈的讨论，我们大家得出结论，和那些有缘做我们患者的人结为朋友并没有过错。我们决定，只要有可能，我们都该悉心照顾我们的患者。劳拉·罗拉诺的一句话便说清楚了："有时候带孩子去宠物店是准许的。"

帮助莎伦和违反职业道德规范毫不相干，我实则感到的是一份荣幸。以她易于接受的方式，精心护理她，让她的日子好过一点。医学的基本核心就在于此，我无权压制这种自发的天性而无动于衷。在她面对无情的病魔，挣扎求生的最危急时刻，我一次又一次地到场救治，并在经历了这个过程后获得了这份荣幸。

她的医生、护士、药剂师、营养学家医生和呼吸治疗师的所有努力都不能阻止莎伦的病情日渐恶化。我们调整了她的止痛药，每天使用 3 次低剂量的长效吗啡，这样她就不必次次打针都要叫人了。护士们还可以给她服用速效吗啡来缓解突发性疼痛。有了这种药物治疗上的安排，莎伦就舒服些了，暴躁的情况大有缓解。穿振动背心时也更愿意配合了。

尽管莎伦付出了相当大的努力进食，但她的营养状况不仅没有得到改善反而变得更糟，她的乳房发育也难有指望。我怀疑她痉挛和腹泻的部分原因是获得性乳糖不耐症，我试图说服她使用无乳糖牛奶和冰激凌，但没有成功。她皱起眉头，坚持说味道不好。几个月后，斯蒂芬妮和莎伦决定了做手术，通过胃镜介导从她的腹壁把胃造瘘管放置进她的胃里。液体营养物质（人们无论怎么想象都不能称它们为"食物"）导致了她的肠道出现痉挛引起疼痛，并使她腹泻加重。

夏天过去秋天来了，她更为消瘦，瘦到皮包骨头，形骸枯槁。她不是在穿珠子就是在做作业，身体姿势就像个苦行瑜伽士那样，总是蜷缩着。她把病房当作"茧子"，把自己裹在里面不出来，青少年常以此法应对不愉快的现实生活。

莎伦不让房间有亮光，并严令禁止打扰她，因为她在早上不起床要一直睡到午后。我终于明白了，她幻想躲进"茧子"里就会出现一个更光明更快乐的世界。但这是徒劳的，尽管她明知等不来这个转变就会死去，她还是极度渴望有个未来。尽管如此，她依旧是一个温暖、可爱、生动活泼的少女。

波士顿一家医院的肺移植名单上原本有莎伦，因为她的肝病和胃肠吸收不良，最近被拒绝了。她的胸痛也加剧了，痛苦的腹部痉挛甚至在呼吸治疗之间的短暂一段时间也会发作。她经常把病床上的毯子盖在头上，以拒绝呼吸治疗，寸步不让。每当此时我就过来，全力以赴帮她扛过治疗，增加点气力。尽管我们在困境中竭力而为，莎伦和她的母亲已经开始谈到要停止治疗，接受她死亡的想法，并也告诉了我。

莎伦想念她的家人和来自学校与教堂的朋友。她来到特茅斯儿童医院住院后就很少见到他们。她告诉我，她不想在医院里度过余生。"如果我好不了，住在这儿有什么意义呢？"

我的车驶上了环绕达特茅斯 – 希区柯克医疗中心的环形车道。我把车停好，脚一落地就踏入冷风之中。我用戴着手套的手指按了电子钥匙锁住身后的车门，急忙向医院走去。是时候处理手头的事情了：从早上 6 点 45 分到 7 点是处理多学科肿瘤组的工作，接下来就是我们团队早上的"碰头会"了。

在我们每天 8 点的会议上，我们讨论每个患者，计划一天的工作；如何处理各种患者的症状，帮助他们适应疾病和预后，还要协助患者办理医保系统的手续，由于过程复杂，引导他们绕出迷宫也是我们的常事。主持会议的责任人是轮值的。今天的会议由我们的灵性服务协调员凯伦·格罗乔尔斯基牧师担任主持。参加会议的团队成员有：另一位主治医生安妮特·梅西；社会工作者劳拉·罗拉诺；两名执业护士；分诊护士；按摩治疗师；以及我们志愿者项目的经理。作为主任，无论我是否"在当班"，就是指是否担任当天临床团队的主治医生，我都会参会。

"碰头会"准时在早上 8 点开始。我们共同工作的开始是要先朗读一首诗歌，这是我们在个人生活和团队工作领域之间划界的方式。今天早上，由贝蒂·普里斯特护士朗读玛吉·皮奇的诗歌《要有贡献》。

> 朋友们大家努力，
> 工作要全心全意，
> 鼓足勇气，
> 跑出距离。
> 入水的海豹露出乌亮的头，
> 竞相出没好似半浮的球。
> 我们喜欢把自己当水牛的人，
> 套辕卖力，拉车稳沉，
> 在烂泥淤积中奋进，
> 恪守职责持之以恒。
> 我想和那些一头扎入工作的人，
> 一道在田野里为收割忙碌。
> 夜以继日，
> 轮流不停，
> 没有只动嘴的将军，没有怯阵的兵。
> 无论粮食入仓，扑救烈火，
> 共同努力上下都齐心。
> 工作平淡好似各处的灰尘，
> 用来修补，会脏手，一碾还成粉，
> 但凡事做好都会值。

辛苦换来满足，劳动带来果实。

希腊土罐装过酒也装过油，

霍皮人的玉米钵在博物馆摆花瓶秀。

它们经烧制，有用途。

是水罐就喊着要盛水，

是个人就是为工作而生。

诗朗诵完毕，我们"碰头会"的速度就加快了，因为在不到 1 小时内有很多事情要做。我们在住院部有 15 名患者要看，门诊的患者也排得相当满，两名从业护士各自要看 8 名患者。

我们议事日程的第一项是讨论死亡议题，列表上的这部分包含了在过去 24 小时内死亡的患者名字。一天常有 1～3 人死亡。我们照料的大多数患者都是在他们生活的激荡不安时期遇到我们，我们深感重要的是每个故事的结局都了然于胸。这些情况非自然发生，我们的许多患者住在离医疗中心 1 小时车程或更远的社区，都有他们自己的医生、社区医院、养老院和他们自己社区的安宁养护项目来照顾他们。通常没有人想到通知在我们的医疗中心一直给他们看病的专家。因此，我们开发了自己的系统，将我们从同事那里收到的死亡通知发给我们的秘书，同时他们也每天浏览地区报纸的讣告。这样，我们就可以给我们服务的每个患者家属打随访电话，了解患者如何死亡，并评估每个家庭在紧随亲人死亡后的状况。

讨论过死亡议题后，我们便讨论门诊患者，这部分的资料是由住院过夜患者的电子记录扫描汇编而成。那天早上有两个——一个正在接受放射外科手术，这是一个治疗单一转移性脑瘤的门诊手术。他只在医疗中心待了大约 5 小时，不需要我们去看。另一个是亚历克斯，他患有黑色素瘤，因左腹股沟肿胀和疼痛而被收治入院。我们把他加入名单的住院部分，并计划去查房时看他。

接下来是处理门诊患者的挑战，对于莎伦的病案，我跟团队讲了她的最新情况。就在上周一，她和她的母亲决定回家接受居家安养。次日早上我去芝加哥参加会议，虽然我在她的病历上做了记录并把她的情况交代给我在住院部工作中配合最密切的从业护士海伦·魏丽科，但早上的碰头会时间太紧，沙伦的交接转送事宜和最新的护理计划还是没能赶上讨论。

海伦和我一起工作了将近 6 年，彼此很了解。海伦 37 岁，是两个孩子的母亲，白里透红的皮肤，温暖的微笑，她有着坚定的意志，即使在最差的情况下都会竭尽全力照顾好患者。有时候，我想海伦和我有点像电视中警匪片里的搭档。我们了解彼此的风格，通常能摸到对方对临床情况的想法或感受。

海伦是第一批临终关怀的执业护士。从护理学校毕业后，她在克利夫兰的一家医院工作了 3 年，之后成为一名居家安养的护士。她天生就有能力安抚人们的痛苦。她还发现了自己对医学的兴趣，就参加了一个硕士课程，成为一名能够诊断和治疗大多数临床问题的执业护士。海伦加入了达特茅斯 – 希区柯克医疗中心团队的时间比我早 1 年。

在达特茅斯，护士执业者是临床团队必不可少的成员，颇受人尊敬。在我们的团队中，执业护士们和我以及我们团队中的其他内科医生一样，在诊所为患者看诊和护理。按照规定，护士们要服从于我们的监督和管理，大家各司其职。私下里，我们彼此合作，相互依赖。

我开始就莎伦的情况作如实说明：莎伦现住在家里，由她的母亲和继父全天照看，并得到了他们所属的教会和包括来自外地的大家庭成员的鼎力支持。她每天口服两次美沙酮，一次 7.5 毫克，在突发性疼痛或呼吸困难时还要口服 10 毫克用以治疗的高浓度吗啡溶液。居家安养的急救工具包都备在家里，还有注射药物和用品，需要时用以控制严重的症状。

我讲完后，海伦说："呃，艾拉，我得对你多加关注了。"她环顾了一下这张实际上由三张折叠桌拼凑而成的大桌子四周。除了医科学生艾莉森和内科住院医生克里斯托弗之外，我们团队的大多数人都出席了早上的"碰头会"。

"相比而言，我们大家都有走得比较近的患者。莎伦和你显然有一种特殊的缘分。"海伦说话用的是在公共场所上发言时所用的正式语气。她对我说这话是表明了"我只是打个比方而已"的态度，然而这番话亦是针对房间里的每个人，包括两名学员说的。

开会的房间里很安静。海伦转过身来，对全队的其他成员发话。"这里在座的，也许除了艾莉森和克里斯托弗，大家都知道，实际上，艾拉是我们中唯一的莎伦愿意与其交谈的人。她对我一直以来都很有礼貌，但对大多数人她都不理。所以这个情况不常见，有压力我们也分担不了。上周四，艾拉出差了，我接到负责莎伦的居家安养护士的电话，询问她的吗啡剂量。艾莉森和我查阅了她的病历中最近一次住院的一些记录，当时她又一次恶化，非常痛苦。我想读一些节选出来的笔记内容，让大家了解一下所发生的情况。"

她翻到医院的电子记录中我写的病情进展记录，念了其中的叙述部分：

缓和医疗住院患者的病情进展记录（一）

患者：莎伦·瓦莱罗

出生日期：1989 年 5 月 18 日

初级护理医师：乔治·鲁伊斯　医学博士

顾问医师：艾拉·拜洛克　医学博士

日期：2006 年 1 月 20 日星期五

昨天刚到晚上我就去看莎伦，待了很长的时间，明天是周末，我今天下午又去了她的房间。她刚睡完午觉醒来，却还很愿意谈话。

她思维敏捷，说话很主动。经常剧烈地咳嗽，有咳痰，伴有呼吸急促（为22 次 / 分钟）并用上了吸气辅助机。她说话的句子完整。大都情绪平和，有几次流了泪。但态度很友善，到访问结束时，她还努力地笑了笑。

她说她感觉"还可以"，但承认她的呼吸仍然"不太好"。当我问她真的怎么样时，她说："悲伤。"我温柔地试探性地问候她，我知道了她的猫克洛伊最近死了，但问到她除此之外还有没有让她伤心的事儿时，她泪流满面，谈到了她生活中许多艰难的方面。她想离开医院，但她知道，当她回到家后，她每天都会独自待在自己的房间里。没有了她的猫或其他的宠物，她感到被隔绝了，房间就只有她一个人。她还说："我会回家一段时间，然后又生病，再回到医院。"

她仍然很想做移植手术，但知道这不太可能了，感觉上人很累，不清楚她还能坚持多久。

我很缓和地试探她是否有再住院的打算。她说她经常想到这个，但"因为妈妈我不能放弃，她想让我继续抗争"。我回答说，我也希望她好起来，但也提醒她，她母亲已经同意了开始居家安养的想法，这样在家里她母亲照顾她的时间更多，如果并且一旦她决定这样做就是定下来了，要待在家里而不是回到医院，直到她生命的尽头。

我问她最近是否和她弟弟鲍勃谈过话。她说她没有打电话给他，也不想给他添麻烦。"他有自己的难处。"莎伦回答。我问她是否收到了她父亲的来信。她说是的，她父亲最近邀请她在明年夏天和他以及他的妻子（莎伦的继母）一起去欧洲旅行。莎伦很高兴，但担心她身体不好去不了。我提出可以打电话给她父亲，就说她的病情不太稳定，并请他来看看她。"不。"她说，这只会吓到他，而他不喜欢别人打电话给他。然后我大声问她是不是即使她自己有这么些问题，还不让我和她父亲交谈，是不是对她父亲还有她深爱和想念的鲍勃瞒着她病情严重的消息。是的，她点了点头，含着泪承认，她是在保护他们所有人——以及她的母亲，不让他们知道她的病有多重，她那挥之不散的悲哀。

我建议，该是时候让我们这些关心她的专业人士以及她的朋友和家人中没有大病的人来护理她、照顾她，让她快乐起来了。她愿意考虑让我给她父亲打电话的意见。

她期待着她母亲在周五的到访。她觉得目前口服美沙酮（每天口服 7.5 毫克）的剂量控制疼痛好些了。

评估：我担心莎伦的身体状况，她没有显著的改善，她的身体不适，低热，需要供氧。

她的情绪是抑郁和悲伤的结合。

计划：我将继续尽可能协助提供支持性的和解决问题的咨询。居家安养可由社区家庭健康和居家安养机构提供。

我希望在本周末和莎伦的母亲谈话。

艾拉·拜洛克，医学博士

缓和医疗住院患者的病情进展记录（二）

患者：莎伦

出生日期：1989 年 5 月 18 日

初级护理医师：乔治·鲁伊斯　医学博士

顾问医师：艾拉·拜洛克　医学博士

日期：2006 年 1 月 23 日星期一

在我最后一次去莎伦那儿查房之后，我叫达特茅斯儿童医院的护士让她母亲通过电子邮件联系我。下面是莎伦的母亲斯蒂芬妮昨天发来的电子邮件。请参见下面的进展情况。

主题：约谈

日期：2006 年 1 月 22 日

发件人：Stephanie@NewHampshire.net

艾拉，

我很想和您谈谈莎伦的事。我们都很沮丧，我想我在她面前并没表现出来，但她变得是越来越难以坚持了。她告诉我她想放弃，她只想钻进一个温暖的地方，永远睡去。

如果您今天收到这个消息，去完教堂后我会在家里。如果没有，那么我明天要上班。

谢谢，

斯蒂芬妮

斯蒂芬妮在周日（1月22日）联系了我，随后我们通了个很长的电话。她已经意识到莎伦的病好不起来了。莎伦告诉她，她非常累，想要放弃。斯蒂芬妮被悲伤压倒了，但她也相信这是正确的选择。她说："我想告诉鲁伊斯医生别去麻烦做移植评估了。莎伦的命里没有这一项。我的内心和灵魂都明白这一点。"她补充说，"她的快乐已不在了。"

我们说话时，她哭了。我问她是否有什么明确的回答：她希望莎伦生命的最后一个阶段在哪里得到照顾。

斯蒂芬妮一直与纳什的社区家庭健康和居家安养机构的接收协调员在联系，该组织有一个儿科居家安养团队。因为莎伦又住院了，居家安养部门就推迟了约她见面的时间。昨晚在我们的电话中，我让斯蒂芬妮再次联系他们，就说我希望居家安养部门和斯蒂芬妮见面并启动接收过程，这样应急处置方案就可以到位。

斯蒂芬妮昨晚发了一封电子邮件，请求我帮助联系红十字会提供便利，让她在部队的儿子埃迪能请求紧急家庭医疗休假。斯蒂芬妮还允许我联系她的前夫即莎伦的父亲阿尔伯特，告诉他莎伦的病情，促使他来探望她。

斯蒂芬妮说，他们现在的邻居桑迪和泽克·格雷伯主动提出要尽力帮助，还说通了斯蒂芬妮的丈夫比尔，允许他们给莎伦再买一只猫。

计划：我要联系居家安养机构，重新启动评估和结束过程。

我要联系红十字会，开始为埃迪办理休紧急家庭医疗假。

我要打电话去联系莎伦的父亲，告诉他情况，促使他过来探望。

我们的缓和医疗团队可以与儿童医院团队合作，帮助莎伦和她的家庭过渡到居家养护，如果她们决定了这么做，同时以我们可以做到的任何方式支持莎伦、她的母亲和居家安养机构。（本周周二到周五我都出差，不在医院。）

海伦从笔记本电脑上抬起头来说："伙计，艾拉，我得告诉你，我的喉咙都哽咽了。"

我突然明白了为什么，昨天，艾莉森问我为什么用这种方式写病历。我解释说，记叙医疗病历的初衷是医生把他们对患者的发现、想法和所做的事情告诉给下一个医生的一种方式，以确保护理的连续性。如今，在电子医疗记录的时代，"记录成文"似乎不仅是关于与其他临床医生的交流，其涵盖的更有和法律规定与获得报酬相关的内容。

我给刚当上家庭医生的医学生艾莉森讲了叙事医学的概念，这是个由哥伦比亚大学丽塔·查隆博士倡导的运动，旨在将医疗交往中保留患者的故事。我向艾莉森解释说，虽然我们所做的一些事情，比如调整止痛药，可以按统一规定的格式做好记录，但我对"电子表格图表"带来的非人性化的影响是坚决抵制的。当出诊涉及决策和咨询时，我经常是在现场随笔记下点滴闪念，这是作为捕捉引发病情的动因并找出其本质的一个方式。同时也保存了我在笔记中要记录的患者的个人特性，这种努力旨在维护医学的精髓。

在莎伦的病案中，我在和斯蒂芬妮之间的来往电子邮件中还有粘贴的叙事图表，这样好让鲁伊斯博士和其他护理莎伦的专家可以看到对话和决策的先后顺序。在一定程度上，我觉得对他们来说，重要的是要知道，我跟她或她的母亲没有就任何事情深入交谈，而是支持他们自己做出决定——在可能的范围内，按照他们自己的节奏做出决定。

门诊患者难以对付的事项到此已经讨论完毕，接下来是讨论住院患者的事项，然后上午会议的议程就结束了。散会后，海伦、克里斯托弗、梅西医生和我走出办公室朝医院的后厅去查房看患者。艾莉森和贝蒂·普里斯特和劳拉·罗拉诺一同去门诊看患者。那天早上剩下的时间都一如平常。

午饭后，就在下午 1 点 30 分之前，克里斯托弗和我正在急诊科与一位老人的家人交谈时，我的寻呼机在后臀部震动起来。机上显示"33315"，就是说一个外部来的电话正在呼叫等待状态。我要接到电话，才会知道谁在找我。在工作日，大多数电话都要经过我们的办公室；临床问题要去找我们的分诊护士。但我们为该地区的内科医生提供 24 小时的及时咨询服务。我们的传单上有提示内科医生拨打总机号码，并要求缓和医疗医生随叫随到。所以，呼叫等待音后面的接听人可能是来自该地区某个地方的医生，有紧迫的临床问题要问。

"喂，拜洛克医生，我是米莉，莎伦·瓦莱罗的居家养护护士。我想您会想知道莎伦的病情出现了重大变化。"她停了一下，然后补充说："她很放松，但说话不多了。大约在上午 11 点，她的呼吸变得更加吃力。我确实把她的氧气调高到每分钟 5 升，然后又给了她一剂吗啡。她安静下来，说她感觉好些了，可以喝几小口茶。现在她和她的猫蜷缩在客厅的床上。她的腿上已经开始出现斑点了。全家人都在这里。我想时间不会太长了。"

我不自觉地闭上眼睛，站稳脚跟，伸直背靠在护理站的墙上，有节奏地做深呼吸。护士、实习生、住院医生、搬运工和清洁工都在各忙各的，我却发起呆来。我并不震惊，事实上，我早已料到会收到这样的电话，但仍然不想听到。

我想象着 4 天前看到她的情景。她盘腿坐在起居室的床上，那是她的家人专为她安置的，一张红色的羊毛毯松松地搭在身上围住她的四周，有一只白色的小猫咪趴在她腿上。大约是星期五晚上 6 点 30 分，我从芝加哥开会返程，在从机场回家的路上顺路过来看看。

他们的家在一个连栋住宅群内，距离新罕布什尔州曼彻斯特机场不到一刻钟的车程。住宅的墙壁板是同样的灰色，都有黑白垂直条纹的遮阳棚，许多家留有过节的装点，摆放的花盆里落上了雪，窗户里还有儿童艺术品。那天晚上，我花了几分钟在那几十个门户找他们家，终于我认出了斯蒂芬妮的黄色福特金牛车和保险杠上的贴纸：每天都是上帝的礼物。你最近感谢过他吗？

我用手机在车里打了个电话，于是斯蒂芬妮站到前窗边，拭去水汽看着我走进他们的家门。门一开，冲出一股浓郁的炖肉香味。斯蒂芬妮看着我的双眼，拥抱了我并说："非常感谢您的到来。这对莎伦来说会很有意义的。"当我跟着她来到客厅时，我注意到通往卧室的楼梯铺了地毯但坡度很陡，便想起莎伦描述它时联想到的一个年迈的房客住在没有电梯的五层楼上。她整天想的就是要上下楼梯多少次。

不大的墙壁空间里贴的是些电影海报和基督教艺术画，橱柜门都是敞开的，里面放的尽是些音乐光碟、录像带和影碟，房间给人的感觉很凌乱。起居室的中心部分是挂在墙上的大屏幕平板电视机，房间的家具有一个双人沙发、一个躺椅和莎伦的床，为了看起来顺眼，摆成一个弧形。一个爱国者的游戏还有最后2分钟就要结束；加上暂停和广告时间，我猜游戏还有10～15分钟才会完。莎伦转过头，挥手，要站起来，我让她别动，连忙赶去握着她右边的好手。在她的躺椅后面挂着一张海报，画着一个比喻性的陈年木框，装裱在里面的羊皮纸已被时光侵蚀，上面手写的格言依然如故："有时上帝让风暴平静……有时他任由风暴施虐，而让他的子民平静。"

莎伦的脸色苍白，极度疲乏。连抬头都费力。当我握住她的手，向前倾身时，我能听到她鼻子里的软塑料套管里高流量氧气发出的口哨声。

"你现在怎么样，小姑娘？"

"挺好。"她笑着说，"我喜欢在家。"

"他们对你照顾得很好吗？"我逗着问她。房间里的爱意比炖菜的味道还要浓。

"是的。"莎伦抬了抬眼，"他们对我都很好。"

"和居家养护的护士米莉相处得怎么样？"

"不错，她人真的很好。"

我说，她新来的猫咪雪球看来已经调教好了。"她才不是我的猫咪。"莎伦纠正我说，"我的猫咪是克洛伊，这只猫咪很不听话。"死去的克洛伊是只无毛的猫，长相并不漂亮，但她仍然对她的猫咪朋友难以忘怀。她边说，边爱怜地抚摸着雪球的脖子和肚子。

就在我把她介绍到居家养护机构后，莎伦的居家养护护士米莉打电话给我，我们检查了她的药物，详细讨论了她治疗发热、疼痛和呼吸短促的方法、特定药物和剂量。除了每天两次美沙酮外，我还将她口服吗啡的剂量增加到15毫克，以缓解突发性疼痛和减少空气缺乏感。阿片类药物，如吗啡，已经被证明可以减少呼吸的工作量——降低横膈肌、扩大胸部和将空气吸入肺所需的精力和代谢能量——因此，除了舒适之外，实际上也使人呼吸容易些。

尽管如此，这种药物还可能是莎伦一直疲劳的原因。我怀疑她强熬着不睡是在等我的到来。

吃炖肉时，虽说并没人暗示不谈莎伦的垂危，但大家都没明说这事儿。倒是谈论即将到访的人——莎伦的父亲和他的妻子；她的弟弟鲍勃，他过去几年与家人（除了莎伦）都很疏远，经常几个月没有联系；她在伊拉克服役的哥哥埃迪，他是在国际红十字会的帮助下才能回家来的。

吃完晚饭，莎伦看来愈加疲乏，我便说我可能该赶路了。

"我会来看你的情况的。"我说，并补充说，"你妈妈和米莉随时可以联系到我。"

"我知道。"她说，虚弱地笑了笑。她举起左臂，让我搂搂她，我照做了。这是她允许我离开的方式。

回家的路上，我用手机和每个女儿都说了话，告诉她们我有多爱她们。

只几秒钟后我便回过神来。睁开眼睛，又回到医院来了。这才仅仅过去了4天，我意识到我的背靠在护士站的墙上，四周一片忙碌声。我谢谢米莉打电话来，告诉她晚一点再给我打个电话，并要她转告斯蒂芬妮她们的事我都搁在心里。

快到四点钟了，我的寻呼机突然又发出震动，这又是外线电话。这一次是米莉告诉我最新的情况。我知道，但我仍然不想听到接下来会发生的事。

"喂，我是艾拉。"我对电话说。

"喂，拜洛克博士，我是米莉。"她忧郁的声音已经传达了她的信息，"唉，她走了。"

"哦。"我叹了口气，并不感到惊讶，"她走得轻松吗？"

"是的，很轻松。她是睡着了过去的。我想办法让她服下了一剂泰诺和吗啡。我们用一条湿毛巾来帮她降热。她是死在斯蒂芬妮的怀里。"

"斯蒂芬妮怎么样？"我问道。

"还是那样。她从未离开莎伦的左右，在她死时也是满怀母爱。我想现在她是有点麻木了。这事儿才刚发生，不像是真的。但她全家人都在这里。家里挤满了，这对斯蒂芬妮是有好处的。她教堂的神父也到场了。这会儿我想他们不会离开她的。我们正在等殡仪馆的人来。此刻，大家正围着莎伦的遗体做祈祷。"

我再次感谢米莉打电话来，也感谢她对莎伦的悉心照顾。我请她向斯蒂芬妮转达我对她的同情和爱，今晚我会打电话给她。

我又是一声叹息，每当我想到莎伦的悲惨生活，熟悉的悲伤就一阵阵袭在我的胸口。我想起认识她几年来感情上的起伏。有两个瞬间凸现出来。

周一到周五的每个下午，莎伦都会看杰夫·考温主持的《动物星球》节目。当杰夫·考温在浏览视频网站时，谁要打扰她谁就倒霉。

我建议她给杰夫·考温写一封信。"如果你写，我会确保让他收到的。"我让她放心。经过她母亲、一个夜班护士和我的修改，这就是莎伦的作品：

我一直想见到您。我很喜欢看您的节目，因为它们让我的日子快乐，尤其是当我在住院的时候。我经常住院是因为我患有囊性纤维化以及糖尿病、骨质疏松症和肝硬化的相关疾病。

我喜欢所有的动物。我今年17岁。我想学习有关地球上所有动物的知识。我特别喜欢海洋，我想成为一名海洋生物学家。我也喜欢各种蛇，也想去探险成为一名爬虫学家。

我还对很多其他职业都很感兴趣，包括当一名兽医，但我不想在这里花太多时间把它们都写下来。我想这足以说明我和动物相处比与人相处更快乐。

我很想见到您，因为我有很多问题想问您，我很想和您见面，哪怕是很短的时间。有什么方式可以让我去马萨诸塞州您的住地拜访您吗？

请代我向您的狐狸和茶杯问好。

希望收到您的回音。

莎伦·瓦莱罗

我通过互联网和电话做了一些调查，联系上了杰夫·考温的公关人员，他同意把信交到他手里。他在一天之内就回复了。不久之后，他在马萨诸塞州的一个游乐场举办活动时接待了她，把她带到"后台"，让她拥抱了包括茶杯在内的几只动物。第2天，当斯蒂芬妮通过电话告诉我莎伦的拜访时，她都兴奋得喘不上气来了。她说我会认不出她女儿了——因为她用洗发液洗了头，吹干了，还梳理了，整理了指甲，又因为她害羞、安静、有礼貌，所以她"最为得体的举止！"

两周后我再次见到莎伦时，她又住院了，她觉得身体很糟糕，但她的情绪自打那次访问后依然振奋。那是"我生命中最美好的一天"，她告诉我。在一阵阵咳嗽中，她笑着，给我看了她母亲拍的杰夫·考温与她的合影。当她张开双臂给了我一个大拥抱时，我已经在高兴了。这可是我认识她好几个月来的第一次拥抱。

这个温暖的拥抱让我这颗老医生的心都打战了，但当我拥抱莎伦瘦弱的身体时，我的手指深深地嵌入她肋骨之间的凹槽里，顿时停住了我的颤抖。

在护理莎伦的病案中，我的最低谷是她在医院的最后几天，那时我和莎伦、斯蒂芬妮一起讨论了她的病历，关于在她回家后怎样护理和死亡的安排。虽然我知道这个时刻迟早会到来的，而且在好几个月前就着手准备了，但我知道我自己心底的愿望是推迟或拖延这个谈话。就好像谈论她的濒死过程会使它变成现实一样。即使是我作为一名缓和医疗医生，我也一直在想我们还能做的，能延长她生命的任何其他事情——并避免进行这个谈话。

就有那么一会儿，莎伦便帮助我过了一道坎。期间斯蒂芬妮抽身去和一个护士谈话——我怀疑，她这是要让莎伦和她的医生单独待一会儿。那时我一直记挂着一件未了的心事。

"莎伦。"我轻声说，"我有件事要说。我很抱歉没能让你长胖起来使乳房发育。我从来没有忘记我们见面那天你告诉我的话，唉，我真的尽了力，对不起。"

莎伦以为我可能是在开一个不起眼的玩笑，先是她给了我一个"是啦，说得好听"的表情和挖苦的微笑。但她看出我的诚意时，态度立马就柔和下来。

"谁的错都不是。"她说的话，让我放下了心事，更重要的是，她也不再纠结她自己了。

晚饭前，已经快到晚上 8 点了，我给斯蒂芬妮打了个电话，第一声铃响，她就接听了。

"我很抱歉您心爱的女儿去世了。"

"哦，艾拉，我会非常想念她的。"她停下来清清嗓子，"我知道耶稣和她同在。"她说，"她一直到最后都很美。她只是依偎着我，睡着了。我们都吻了她，抚摸了她的头发。在最后一个小时左右，她的呼吸功能放缓了，呼吸的间距越来越长，然后她就不在了。我感觉到她的灵魂离开了她的身体。"

"我永远不会忘记她。"我说，"认识了她也确实让我很高兴。"

"如果没有您，我们就不可能做到这样。艾拉，您是知道的，莎伦很爱您。"

"是啊，感情都是相互的。"

我问是否有什么葬礼计划。斯蒂芬妮说，下个星期天下午两点，他们将在戈夫斯敦的教堂举行一场"庆祝生命"的纪念活动。

"我希望您能到场。"她说。我告诉她我会去的。

# 第五部分　医疗与社会的改革

# 第八章　整治医疗保健护理

"拜洛克，照顾我母亲阿尔茨海默病的护士刚来电话。他们昨天下午把她送进医院了——说她呕吐不止，他们已无能为力。他们竟然没有给我打电话！她甚至不许别人碰她，现在却被绑在急救室的病床上，做 X 线检查和静脉注射。"

尽管手机的信号不好，我仍然可以从我的朋友米歇尔颤抖的声音中听到她在哭泣。甚至在我打开手机接听之前，从手机上显示的号码，我就已经知道出问题了。米歇尔从来不会在工作日的上午打我手机的，除非发生了不好的事。现在，她甚至连一声"你好"都来不及说，从她急促和焦虑的语气中，我能理解，在我接听电话之前，她就已经开始和我说话了。

"我真的受够了。我并不是对你生气，拜洛克，可是我确实完全按照你所建议的做了，一点儿用都没有。"显然，她的医生没有接电话。我仍然在找她的医生。

"我该怎么办？"

米歇尔是我少年时代一位好朋友的妻子，我和妻子与他们夫妻是多年的好朋友。米歇尔拥有并管理着一间位于曼哈顿的行政猎头公司。她对工作和个人生活，都精益求精，一丝不苟，和我认识的许多人一样，她为人自信，行事果断。米歇尔也是有着相当造诣的艺术家，有着敏锐的审美意识，兴趣广泛，涉及烹饪，室内装修，以及冒险旅行。她有着深褐色的头发，看起来比我和她丈夫都年轻 10 岁。这得益于她在饮食和健身方面的严格自律，她一直保持身体健康，并能享受长时间工作。

在过去的 11 年间，从她母亲的认知能力开始退化早期，直到今天接到米歇尔的电话，我和她经常谈到她母亲的状况，她征求我的意见，如何为她母亲安排医护。米歇尔觉得自己对母亲的健康幸福有着不可推卸的责任，一定要让她得到最好的照顾。我们常常在和我们的配偶一起聚餐时，非正式地谈到这个问题——如何照看年迈的父母，是我们这个年龄段的夫妻，晚餐桌上经常谈到的话题——不过有时她会带来一份问题清单，并用笔记录下来，如果涉及更正式的有关她母亲的行动能力、情感状态、居住情况，以及医疗计划等。当她母亲的阿尔茨海默病日益严重时，她的身体也越来越虚弱，米歇尔和我有时会在晚上通电话，讨论她母亲的情况，如各种不同的药物或治疗方式的利弊。

她的母亲珍妮·吉德，是一位非常优秀的人。作为一位退休医生，从医是她的第二职业。1929 年她出生于布鲁克林区，珍妮·吉德成长于大萧条和第二次世界大战的艰难时期，当她 13 岁时，她在日记中写道：她要成为一名医生。然而，由于家庭有限的财力和她的性别，她只能上护校。她成了一名公共卫生护士、护理讲师，后来又在纽约大学获得公共行政学硕士学位。她与曾在阿斯旺大坝工作过的农业经济学家里奥·斯图尔结婚，可是随后里奥·斯图尔在麦卡锡时代，被列入不得在政府工作的黑名单中。他们夫妇搬到了俄亥俄州的托莱多。里奥成为玩具和糖果的旅行推销员，珍妮成为花卉医院的护理总监。1955 年，里奥因癌症病倒了。出人意料的是，他虽然接受了可能导致不育的癌症治疗，珍妮却怀上了米歇尔。里奥·斯图尔活着看到了他的女儿出生并到 2 岁。可是米歇尔的父亲未能康复，于 1959 年过世。

突然成了年轻的寡妇，珍妮和小米歇尔搬到了迈阿密，离里奥年迈的母亲更近一些。珍妮在当地一家医学实验室找了一份技术员的工作。没过多久，实验室的主管医师就了解到珍妮的才智和雄心大志，开始鼓励她去医学院读书。她的家人渴望并且能够帮助她。1965 年，作为女性，而且比大多数申请人都年长十岁的她，申请医学院似乎是可望而不可即的。然而，经过不懈的努力，她被录取了——成为迈阿密大学医学院课程中四名女性之一———她终于能够在 32 岁追随自己多年的梦想了。

1971 年完成了学业后，珍妮再次结婚，并成为一位忙碌的家庭医生，也是南佛罗里达州医学社团受人尊敬的成员。作为家庭医生，珍妮·吉德擅长于帮助人们做临终计划安排。作为志愿者，她还在当地医院董事会担任董事。米歇尔说，她母亲对她自己个人的临终安排一直都非常明确，主要就是在面临死亡时，她不要什么。

在多年行医中，珍妮看到了太多艰难的死亡，她认为很多都是因为医生和患者家人不惜一切代价延长生命的后果。她让米歇尔保证，一定不能让这种情况发生在她身上。当第二次婚姻以离婚结束后，她准备了一份生前预嘱文件，该文件任命她唯一的子女米歇尔为授权医疗决策者。在这份文件中，珍妮明确指出，如果她患有危及生命的疾病，并且因病情严重，无法表述自己的意愿时，她不要任何侵入性措施来延长生命，无须手术，无须心肺复苏术，无须呼吸机，无须人工营养和补水。

1984 年，珍妮遭遇了一场车祸，导致她脑震荡。经过数月的门诊康复治疗，她能够作为医疗顾问和医院讲师继续工作数年。然而，再也没有回到直接参与临床医护工作中。随后，在 1991 年，当她 62 岁时，她被诊断出直肠癌，并接受了手术治疗。尽管她的癌症已明显治愈，但她在康复的同时，却随之出现了发展迅速的阿尔茨海默病。以后的几年，当病症仍处于早期和中期阶段时，珍妮还能生活自理，自己吃饭穿衣。在此期间，在我们的一次谈话中，我建议米歇尔约见她母亲的医生，为预见未来有可能发生的问题，专门制订一个应变方案。她觉得这是一个非常好的主意。

几周后的约会中，米歇尔与她母亲的内科医生在他的办公室，一起审核了珍妮的生前预嘱。米歇尔向医生介绍了她与她母亲的谈话。医生随即表示同意，照顾她母亲的唯一重点，将是她的舒适和生活质量。他理解如果有并发症发生，米歇尔的意愿是，允许她自然死亡。米歇尔明确表示，没有她的允许，不得送她母亲进医院。医生也完全同意。他将米歇尔的联系信息放在她母亲病历夹最显眼的位置，包括米歇尔的手机号、寻呼机号和家庭电话。米歇尔告诉我，她在她母亲的病历夹的首页上，看到了这些联系号码。

在我们下次谈话时，米歇尔感谢我提出的建议。有她母亲医生的合作，她对实现她母亲的意愿，感到非常有信心。

因为她母亲想尽可能长住在佛罗里达州南部的家中——她们也有足够的经济能力这样做——大约有 8 年的时间，米歇尔雇人在家照顾她母亲，并协调各种家庭护理。在那些年里，她说，"妈妈还能参与世界"并享受大部分的时光。后来，她的病情发展加快了，到了 1999 年，珍妮需要全天候照看了。此外，她有时会因明显的偏执妄想而烦躁不安。米歇尔仔细地考察了该地区每间阿尔茨海默病专门护理机构，经过了数周时间焦虑地等待，她母亲终于住进了一家她认为是最好的机构。（米歇尔曾经打趣说，她母亲进入一家好的养老院，就像当年她想进入医学院一样困难。）

能及时进入专护养老院，证明等待确实是值得的。在短短的几个月内，珍妮几乎丧失了交流能力，心智完全迷失，还必须使用尿不湿。她大部分时间都坐在休息室的椅子上。她已不再认识米歇尔或其他任何人。大部分时间她都很平静，但是只要有人碰她，她就会退缩。除非是非常了解她的护士，态度温和，操作舒适，否则，当他们试图给她洗澡或提供每日口腔护理时，她就会不断畏缩抗拒，并变得烦躁不安。

米歇尔抓狂似的给我打电话那天，尽管她做了所有的细致安排——加上我本人提供的所谓专家指导——她母亲还是被缚住绑起来，接受一系列不必要的血液检查，X 线检测和治疗。确实如此，"一系列"似乎在此用得恰如其分。

那么她现在应该怎么做呢？

我的建议很简单，虽然不是那么容易做到。我告诉她即刻飞往迈阿密。"除非你确信她是安全的，否则不要让你母亲独自一人待着。"我一再强调我的意思，她也完全明白。

那天傍晚，米歇尔从她母亲医院的床边打来电话。她从纽约赶上了一趟下午的航班，晚上 8 点左右降落。她母亲正如她所担心的那样——身上因静脉注射和血液检查而被弄得淤血斑斑，双脚踝上都被棉绳绑着，固定在床柱上。她被注射了镇静剂，但是当她被唤醒时，显然十分困惑，并且明显不舒服。

"情况是这样的。"米歇尔在电话中不加掩饰地大声说道，"我在准备行李去机场时，电话联系上了医生。他说他们必须让她住院治疗，因为她出现了肠梗阻，可能是癌症。所以我问他，'如果她是癌症，你到底要怎么做？'他说，'那她需要做手术。'我毫不犹豫地明确告诉他，在任何情况下，我都不会同意给我母亲做任何手术。我要求必须让我母亲舒适，并强烈暗示如果他不按我的指示办，我会起诉他和养老院。他听上去有些惊讶，但也松了一口气，'哦，好吧，我们会注重于她的舒适，我想我们应该安排临终关怀了'，他说。"

这次他总算弄明白了。实际上，有多种方法可以在不实施手术的情况下控制肠梗阻不适，但这样做需要临终关怀计划提供的缓和医疗专业知识。

在米歇尔的指导下，并得到当班医生的支持，她母亲从医院转到了马路对面的安宁养护医院。在她生命的最后十天里，她的胳膊或腿都没有被束缚。由于实施了足够的药物控制疼痛和焦虑，她没有痛苦。她的口腔湿润，皮肤干净、温暖、干燥。临终关怀人员温柔地对待珍妮·吉德，尊重她的尊严，使她能够安详地离去。

如果故事到此结束，这个故事应该是能给人警戒和启迪的，可是事实并非如此。

珍妮去世 1 个月后，米歇尔收到了母亲 23 小时的住院账单，总计 22402 美元。（根据通货膨胀指数调整后，该金额在 2012 年将超过 27000 美元。）账单包括 22 次血液检查费 6750 美元，3 张心电图检查费 1077 美元，头部

CT 扫描费 4187 美元，3 次腹部 X 线检测费 776 美元，胸部 X 线检查费 296 美元，3 项超声波检查费 3246 美元，以及其他费用等。

米歇尔感到震惊，即刻给计费部打电话。悲伤与愤怒交织着，憋压胸中，随时可能爆发。一位职员对账单逐项检查了，并向她确认所有的款项都是正确的。米歇尔首先告诉负责账单的职员，然后告诉其上司，该账单令人不可思议，绝对不能接受，并解释说她母亲接受的检查和治疗都是未经授权和不想要的。米歇尔气急败坏，恨不得大吵一架，可是，无法据理力争。客服专家冷静地告诉她，不用担心。她说："这不是问题，医疗保险会支付的。"

没有问题？

我的朋友和她的母亲所发生的并不仅仅是一个故事。她们的经历是我们现有医疗保健体系的缩影。珍妮的死亡过程让我感受最突出的是，尽管米歇尔竭尽全力来防止这些没完没了的侵入性的治疗方式，却完全无用。在她母亲身上发生的故事，对我们所有的家有年迈父母或自己也正走向衰老的人，都具有警示作用。

然而，值得注意的是，在该事件发生的整个过程中，没有任何人是恶意行事。尽管米歇尔有良好的意愿，并做了周密的安排，但当她的母亲出现腹痛和呕吐时，从"慢性病"转变为"急性病"时，急症护理系统迅速开始运作。就好像阀门已经打开一样，一系列的程序被启动了。没有人停下来查看一下她的生前预嘱或致电她的法律决策人米歇尔。相反，护士、医生、卫生保健机构和团队都开始按照临床规程和惯有的模式进行操作，仿佛一股激流，最终将珍妮·吉德带到了医院。医生和护士都按照长期形成的习惯，实施常规检查，并制订急症救治方案。经过交接程序，珍妮被养老院的工作人员转给急救人员，再转到医院的急诊部门，再转到值班内科医生和外科医生，再转到医院护士。一旦释放了，这股激流很难阻挡。难怪米歇尔觉得她在逆流而行。

这个可悲的故事说明了我们所面临的是体制性的挑战，同时提示了一个突出的问题，急需修订护理标准，并重新设计医疗保健体系。为了保护弱势患者——我们的父母、祖父母、配偶和兄弟姐妹们，我们必须要这样做。同时，我们必须这样做是为了确保我们的子女不会陷入米歇尔所遭受的困境中，尽管竭尽全力去保护自己的父母，却因无法履行自己对他们的承诺而深感内疚。

　　并非每位衰弱的老人或濒临死亡的人都有像米歇尔那样坚强和精明强干的托付者。当生命接近终点时，由于沟通不畅，缺乏协调能力，以及缺少为可预见的危机做准备，人们更容易遭受一些不必要的痛苦。当现实情况分崩离析时，患者及其家人往往不知所措。拨打"911"，是完全可以理解的，但并非总是最好的选择。

　　尽管我们国家和地方的卫生保健系统现在看来已不完善，但是我们可能很快就会怀念这个时代了。我们正处于一场将会影响每个美国人的，全国性危机的风口浪尖上。就像慢镜头的海啸一样，虚弱和患有疾病者的比例，如潮水般地上升，这不仅是某种抽象意义上"全国性"的，而且在我们每个社区都呈上升势头。就在你的生活圈内，如街对面、临近街区，或你住的公寓楼内，可能就有一些你认识的生病的或身体虚弱的人。即使在今天，几乎可以肯定，这些人和他们的家人在应付他们日常的医疗服务，已经是困难重重。许多人还在为满足他们基本的生存需求而艰难地挣扎着。尽管今天的形势严峻，但危机才刚刚开始。现在是我们制订应对计划的时候了。

　　并且，我们是可以做到的。今天，我们已掌握了所需的知识和专业技能，以做出有效的应对。成千上万的类似珍妮·吉德的亲身经历，已经为公共卫生、老年医学、社会学以及缓和医疗研究人员提供了数据，以供分析和研究。我们知道裂痕的根源在于我们卫生医疗和社会架构的设置上。更重要的是，这些领域内的富有创造力的研究人员、倡导者以及创新者已经制订了如何修复裂痕的策略。

　　政治家和社会评论家一般认为，是预算的限制，使我们无法在生命的尽头为人们提供最好的护理。实际上，凡是对此情况有所研究的医学、社会学，或卫生服务领域的人员，很少有人同意这个观点。现实情况是，一段时间以来，我们的社会已经拥有了我们所需要的技术知识和专业技能。但是，理论与实践是两回事。当前最令人担忧的是，关爱临终患者，支持护理人员，都还未被列入国家的议程。时间随着 7800 万婴儿潮出生者的心跳在流逝，但是政治家们却充耳不闻。

1997 年，美国医学研究所出版了《临近死亡》，这是一份具有里程碑意义的报告，该报告调查了所有与美国死亡有关的可用证据。《临近死亡》指出了临终护理中普遍存在的"遗漏和操作错误"。研究发现，对疼痛的评估方法不一致，而且常常没有得到很好的处理。关于临终计划和本人的诉求也都没有进行沟通。所实施的治疗方案，经常是只有很小的成功机会，却给患者增加更多的痛苦。报销制度也刺激了对疾病的治疗（"不惜一切代价"），法律制度也一样，医生做得太少会比做得太多有更大的风险。医学研究所描述了医学和护理教育中普遍存在的缺陷。该研究所在其报告中呼吁，急需对临床医生的培训，以及卫生服务和护理体系进行大幅改善，同时在社区内建立对接近生命终点人员的应对机制。

自《临近死亡》问世以来，许多专业协会和患者倡导团体加入了呼吁行列，要求对现有体系进行大幅度改进——实际上是重新设计——我们国家的医疗和社会系统，为患者和老人及其家人提供安全、可靠、协调、个性化的服务。

到目前为止，这些都还未发生。社会对疾病和衰弱的主要应对，仍然是纯医疗性的。一旦诊断出一两种疾病——即真正的身体和心理方面的疾病——社会就会为其治疗付费。这样并没错，也很好。然而，仅仅以诊断为导向，限制了对人们各类需求应有的社会应对，从而错过了预防疾病，减轻痛苦，增进人们健康幸福的机会。当代医学仅以疾病和治疗为导向，导致无论是患者还是医疗提供者都不满意。

这也是为什么如此多的医生都感到精疲力竭，其数量是前所未有的，医生对其职业的满意度也是空前低下的。在医生这个群体中，患抑郁症、滥用药物和离婚的发生率高于一般民众。如今的医生在执业过程中，必须接受来自业务经理、付款人、质量委员会和监管机构的各种审查与监督。他们承受着巨大的压力，要在太短的时间内，看太多的患者。尽管医生一般生性会比较谨慎和尽责，但在美国，他们得始终提防着卷入渎职诉讼。在这样的环境下，医护是突发性和间歇式的，难以保证其连续性，所有这些因素——压力、谨慎、认真和担心被起诉——都影响着医生的决策，要求额外的血液检查、CT 扫描和 MRI 扫描，一切都"为了安全起见。"

患者，尤其是老年患者，也会感到很仓促，往往会觉得似乎他们医生的时间和精力都非常宝贵，无法给他们太多的关照。同时，随着电子病历越来越普及，在许多现代化的医疗中心，医生花在看电脑屏幕的时间比坐在他们面前的要更多。

患有慢性的、威胁生命疾病的患者通常会发现，他们的医护是支离破碎的，而且他们的医生之间也缺乏沟通。当患者去看医疗顾问或外科医生时，无法获得关键的检测或扫描结果，有时必须重复检查，因为甚至连最近的血液检查或扫描结果都找不到。当患者询问一种新的治疗方法有效的概率，或他们还能活多久时，他们的医生可能会回避这些问题。在许多年长者看来，能够认真聆听，并始终如一地回答所有问题的医生，可谓凤毛麟角。的确这样的医生在体制内并不常见，医生一般都专注于诊断和治病，而不是人。

在当前的医学体系和专业文化中，计划、预防、指导和咨询都是辅助性的，很容易被忽略。保险公司、医疗保险和医疗援助，在医生所做的一切事情中，更容易为疾病的诊断和治疗付费。如果发生治疗并发症，这些新的问题（又称为诊断）将会产生更多的检测和治疗，也都会付费。最近，医疗保险拒绝向医院支付因相同症状出院后一个月内再次入院的患者的全部护理费用。但是，总的来说，政府和保险公司只需支付费用即可。

像当今劳工队伍的其他人一样，医生要对他们的工作负责。这也无可厚非。不幸的是，要他们负责的通常注重数量远远超过质量。医师的经济生产率是以工作相对价值单位（Relative Value Units，RVU）来衡量的。RVU 是根据时间和强度或特定服务的复杂程度进行积分。凡是侵入性的手术治疗，如外科手术、内窥镜检查、修复、撕裂外伤和减轻骨折等，其 RVU 积分，比为患者和其家属提供咨询，或帮助他们应对已是晚期无法治愈疾病的咨询服务，要多得多。对每位医生都用 RVU 来测量，然后将其每天、每月和每年的医疗产出与国家基准或本地同行进行比较，并用于绩效评估，年度奖金和薪金调整。无论自己的收入是否受到 RVU 积分的影响，医生都知道，与患者交谈和咨询的时间越长，他们的实际收入就越少。

收入是可以增加或减少的，但是间接费用往往是固定的。尤其是那些在诊所集体执业的医生，会对其"日常开销"感到有压力。这里所指的是与他们一起合作的工作人员的生计，包括经理、护士、实验室技术人员、前台接待员、秘书，以及开票员。在所有条件都相等的情况下，医生在每个单位时间看更多的患者，诊所就能成功地运转下去。当然，医生上门看病也可以获得报酬。而且从某些方面来看，到患者家中为他们看病或许更有利一些——如对病情的评估更贴切——治疗计划也更适合患者和其家庭的生活现状。但是按照 RVU 评估标准，除非患者正好住在医生办公室对面，否则这不能有效地利用医生的时间。同样，与相关人员（社会工作者和家庭保健或临终关怀护士）之间的医护安排会议，电话，电子邮件——这些协调医护的实际工作都降低了医生的工作效率。对许多医生而言，并不是收入多少的问题，而是在现有的支付系统中，他们对雇员和同事的社会责任，促使他们去尽可能多地看患者。

一般来说，内科医生或家庭医生在其诊所或办公室，每半天安排看 10 位或更多的患者。通常安排新患者就诊时间为 30 ~ 45 分钟，而随访的患者则只有 15 分钟。只要患者基本健康，而且就诊只是为年度体检，或高血压，或开始调整治疗抑郁症的药物，或者医生经验丰富并且高效，这样的工作效率是可以实现的。但是，对我们许多人来说（包括我自己），这确实是令人头晕目眩的速度。只要一位医生有几名患者患有多种疾病——糖尿病、高血压、肥胖、充血性心力衰竭，以及抑郁症，同时在服用 8 种不同的药物，那 15 分钟的就诊时间是远远不够的，甚至连差不多都谈不上。

当然，任何一天，当医生被安排在诊所或办公室看 20 位或更多的患者，经常有可能发生的是，总会有 1 位或更多的患者出现急症，需要接受治疗。1 位患者可能是患有转移性癌症的老人，过去 2 个月卧床不起，现在咳嗽发热了。另 1 位患者可能是患有中度阿尔茨海默病的妇女，住在养老院，现在腹痛，呕吐不止，并且烦躁不安。

试图在繁忙的办公室解决慢性病患者头绪繁多的问题，就好像在暴风雨中、在繁忙的城市街道拐角处玩杂耍果冻一样。

对于医生而言，最简单、安全和有效的方法是，将此类重症患者送往医院。到了医院，急诊科或医院的内科医生和护士可以接管患者，熟练地为患者开出正确的检测和治疗方案。

医生知道，如果他们将患者"送到急诊科"，急诊医生会给他们打电话，提供最新信息，并会寻求建议。如果患者需要住院，大多数医院的内科医师都会解决急症问题。医生可以在下班时间或第 2 天上午去医院看望患者。

如果在慢性病患者出现紧急状况时，在被送去医院之前，还与家人在一起时，医生就能够马上给他们看病，这是比较理想的情况。医生、患者和其家人可以一起讨论如果病情恶化，对个人和家庭的护理可能产生的影响。根据当前的情况，在挽救和延长生命的治疗与患者的舒适度之间，应该是什么样的平衡点？是接受入院，还是应该在家中或养老院来治疗新的症状？如果患者情况突然变得更糟，家人是否要对延长生命的治疗设置任何限制？坚守自然死亡对他们来说有多重要？

在现实世界中，对这样的情况进行正确的临床处理，往往要花费 1 小时的时间。在繁忙的诊所或医务室中，这将导致延长其他预约患者的等候时间，至少会有少数几个人为此烦恼，并让有责任感的医生感到对其他患者，以及他或她的执业合伙人和员工没有尽到应有的责任。

金钱并不能推动卫生保健系统发展，只为其提供燃料。当某人身受重伤或患疾病时，系统中的每个人都会尽力帮助他，使其尽快康复。金钱不是目的，纯粹是人们获得所需治疗的工具。

面对诸多的问题和需求，所有相关人员——患者，他们的家人和医生——都本能地以为能提供或接受的医疗服务越多越好。然而，现在已经有令人信服的证据推翻了这一假设。

达特茅斯卫生政策与临床实践研究所的约翰·温贝格博士，艾略特·费舍博士及其同事对此进行了长达 20 年的研究，记录了人们在生命的最后一年中所接受的医疗保健，在类型和数量上存在的巨大差异。通过分析医疗保险的数据，研究人员发现在国内不同地区之间，在住院和重症监护室的天数，专家就诊，以及生命最后一年中实施侵入性手术治疗方面，都存在着很大的差异。深入研究数据，他们发现，即使在同一州内，一个城市与另一个城市之间，甚至有时在同一城市的主要医疗中心之间，在医护模式上也存在巨大的差异。

每版《达特茅斯卫生保健地域数据集》都发现，更高、精、尖的医疗服务，以及由此带来的更高的费用，并不意味着更长的生存期或更好的健康结果。尽管有更多的专家就诊，进行了更多的测试，并且接受了更多的治疗，那些居住在医疗技术水准较高地方患有癌症、心脏病或髋部骨折的人并不比较低地区的人生活得更好或更长寿。实际上，在这些习惯于针对类似病症进行更多医疗和外科治疗的地区，患者的功能恢复相对较差，对护理的满意度较低。在生命的最后几年，居住在拥有较高医疗水平地区和机构的人，将花更多的时间在医院和重症监护室中，而花更少的时间在家里。

达特茅斯地域研究人员在研究《美国新闻与世界报道》排名最高的学术医疗中心时发现，生命最后两年平均费用上的巨大差异，从加州大学洛杉矶分校医学中心每位患者的 93842 美元到明尼苏达州梅奥诊所的 53432 美元。在几乎同样的治疗上，梅奥诊所的医生却能够以加州大学洛杉矶分校医学中心成本的近一半，为患者提供他们认为最好的医护。

这不仅仅是一个经济问题。机构和地区之间的医护质量也各不相同，获得所需卫生健康服务的机会也会受到限制。例如与癌症患者相关的安宁养护服务，对许多人而言，这是生命终结时刻的最佳护理。这不仅是我作为该领域骄傲的临床医生的主张。医学研究所和美国临床肿瘤学会等许多其他专业机构都呼吁，在晚期癌症患者中扩大使用安宁养护。尽管如此，今天美国的癌症患者在其生命的最后 1 个月，接受安宁养护的机会只有 50%。在全国平均水平之内，被转诊到安宁养护的可能性也因地而异。例如，在 2010 年 11 月达特茅斯地域数据项目报告中，"医疗保险受益人的生命末期癌症医护质量"，在纽约布朗克斯蒙特菲奥雷医学中心或瓦尔哈拉威彻斯特医学中心，接受治疗的无法治愈癌症患者，只有 18.6% 的概率得到安宁养护服务，而在新泽西州朗布兰奇的蒙茅斯医疗中心接受过相同条件治疗的人，则有 73% 的概率——比相距仅几站乘车路程的城市来说，竟然相差近 4 倍。

对濒临死亡的癌症患者来说，转诊到安宁养护的远远不足，其使用率也不够，这是一个严重的问题。即使在推荐率最高的地区和医疗中心，他们也是在生病和生命的后期，很晚才被转介到安宁养护。法律制定者们知道，有些人只需要接受几天的安宁养护服务，而有些人则可能需要 6 个月以上。他们设计了安宁养护福利，并规定在安宁养护服务最初 6 个月后，每 3 个月进行强制性重新评估和认证。事实是，多年来全国安宁养护服务的中位数仅为16 ~ 22 天，许多濒死的人仅仅获得不到 3 天的安宁养护服务。其出发点是要建立高质量的安宁养护，然而，对许多患者来说，安宁养护已成为濒死前的护理。那么，顺理成章的是，在那些患者接受安宁养护时间比较少的区域和癌症中心，患者在医院花费的时间相对较多，并且会在去世前几天接受更多的测试和治疗。

米歇尔的母亲住在本国医疗费用最高的地区，在珍妮·吉德去世以来的几年中，一切似乎仍是原样，没有明显的改变。根据迈阿密的《达特茅斯卫生保健地域数据集》，患有慢性病的人在生命终结时，有 30% 的机会是在重症监护室中度过的。这是在俄勒冈州波特兰市，生活在相同条件的人，死于重症监护室的可能性的 2 倍以上。

老话说："地理位置决定命运。"这对现代美国来说，确实如此。

哈佛外科医生、《纽约客》杂志的特约作家阿图尔·加万德决定要调查《达特茅斯卫生保健地域数据集》所描述的地区差异是如何发生的。他访问了得克萨斯州麦卡伦市，该市在本国人均医疗保健费用中是最高的。在得克萨斯州麦卡伦市，生命最后一年的医疗费用，要比在靠北约 1287.48 千米的埃尔帕索平均高出 2 倍，是明尼苏达州罗彻斯特的 2.25 倍。

从几个参数来看，麦卡伦市的治疗还是不错的，应该说是相当不错的。该市拥有丰富的医疗和外科专家，可以提供最先进的癌症和心脏病治疗方法。人们得到的医护比大多数美国城市都要多。当地的医学文化认为，当您可以采取某些措施来改善患者的病情，并且可能不会造成伤害时，为什么不尝试一下呢？麦卡伦市的医生并没有明显地受到营利动机的驱动，但是由于医疗保险和保险公司都会为诊断测试和疾病治疗付费，因此没有什么消极因素促使医生不这么做——进行更多的检测和治疗。

加万德医生交谈过的许多医生和当地卫生系统管理人员，都对他们所在城镇的做法与埃尔帕索市的有很大不同而感到惊讶。他们想知道他们的患者是否病情更重，或者他们所提供的医护是否更好。然而，数据表明二者都不是。更有可能的是，在麦卡伦市，人们倾向于接受高强度的治疗，再加上当地医生的榜样，在这里，更多的治疗代表良好的行医品德。与其他地方一样，凡是迁移到麦卡伦市行医的医生，都会很快采用当地的执业模式。

相对于追求效率或利润来说，还有一个更加隐晦的因素，导致医生更注重高强度的治疗，而不是让人感到悲哀的谈话和咨询，与患者及其家属共同决策护理计划和临终关怀：他们不愿谈论濒死和死亡的话题。任何一位害怕与患者谈论死亡的医生——这代表了绝大多数——很快就会领悟到，进行更多的检测和治疗，可使他或她重新关注疾病，以此来回避与患者及其家属就这些病情（或死亡）进行深入讨论。

就个体而言，或许可以原谅医生的这些有问题的行医模式。问题出在教育系统上，同时他们工作的卫生系统也是不作为的（除了极少数例外）。但是，总体上，医学界应对美国公众做一些解释和说明。现在是时候让美国医生认真思考我们这样行事的原因了。

除了指出问题之外，《达特茅斯卫生保健地域数据集》研究小组还点燃了希望的光芒。

表现最佳的机构和地区在实际操作策略和程序模式方面，都提供了可以效仿的示例，我们完全可以采用或适用于本地系统。高运行、低成本的医疗保健系统并不罕见；我们确切地知道他们在哪里，并可以向他们学习。可以在华盛顿州西雅图市找到这样的机构，以及犹他州盐湖城；科罗拉多州的大章克申；宾夕法尼亚州的丹维尔；得克萨斯州的坦普尔；北卡罗来纳州的达勒姆；艾奥瓦州的梅森市和明尼苏达州的罗切斯特。这些系统和领先机构在提供全面的、高质量的医疗服务的同时，充分体现个性化、以患者为中心的医护。他们的秘诀根本就不是什么秘密。每个患者的病历都安全存档，但所有参与该患者医护的医生都可以通过可靠的、方便的途径调阅病历。其重点放在医生与其他医疗保健提供者和团队之间明确无误的沟通，提前计划和协调医疗服务。开展更多的对话和更密切的跟进可以减少不必要的、仅为保险起见的测试。事实证明，另一种所谓保险起见的方式，就是保持联系与沟通。加强合作计划，以及团队之间的沟通，可以使医护更加顺畅地从家庭过渡到医院，再到康复和护理机构，最终回到家中进行家庭护理或临终关怀。沟通和计划也减少了危机。

《达特茅斯卫生保健地域数据集》研究小组估计，通过采用以患者为中心，预先主动设置的最有效卫生系统方式，医疗保险可以将医院成本降低28%~43%。彼得·奥扎格（Peter Orzag）担任管理和预算局局长时估计，如果我们国家的卫生系统能够像成本最低的系统那样运作的话，医疗保险可以节省近30%的成本。

当生命走向尾声时，其护理费仍然是昂贵的。首先，因为挽救生命的技术在不断进步；其次，因为人们在死亡之前是病情最重的时刻。然而，随着患者病情和治疗重点的变化，通过不断地交流和反复沟通，预先做出必要的决策和计划，医护的费用也不一定是天文数字。一项多中心研究项目，对8家拥有成熟缓和医疗服务的急诊医院，与相匹配的对照组进行了比较。在出院的患者中，接受缓和医疗的患者，其每天费用减少了279美元，每次入院费用减少了1696美元，死亡的患者每天费用减少了374美元，每次入院费用减少了4908美元。一项类似的对纽约州患者的医疗费用由医疗援助支付的研究发现，在接受缓和医疗的患者中，活着出院的患者每次入院的费用比入院时减少了4098美元，住院期间死亡的患者则比对照组减少了7563美元。

这些节省的费用是在无须放弃治疗，或患者可以接受的治疗没有任何金额上限的情况下发生的。实际上，节省费用甚至不是人为有意这样做的。相反，较低的费用仅仅是缓和医疗的副产品：将人们的价值观和诉求与可实现的健康目标进行严格匹配的结果，并使这些目标成为个性化护理计划的重点。

我认识的许多患有晚期、无法治愈疾病的患者，在与我或我们的缓和医疗团队会面之前，他们曾以为他们的选择就是要么接受每一种可能的治疗方法，要么接受最坏的结果：死亡。在接触我们团队之前，从未有人问过他们，除了想要尽可能延长寿命之外，他们是否最终还是想安详地离去。在遇到我们之前，从未有人问过他们，在生命最后的日子里，想要在哪里度过。因此，当他们病重时，他们就去医院并同意接受只要能延续生命的任何治疗。

尽管不断创新仍然可取，但我们不再需要发明新的，在生命的尽头，给人们提供可靠、安全、实用且高效的护理方法。可以借鉴现有的切实可行且价格合理的方法，对我们国家的医疗保健系统进行必要的重大改进。我们只需要扩大其规模。但是改变美国破碎的医疗保健系统，却需要政治上的决心和文化领导。对于需要发生的巨大变化，社会范围的行动也是必要的。

有关方面对养老和安宁养护已经做了很多工作，这些努力调动了许多"银发市民"，身着美国退休人员协会（AARP）或灰豹（Gray Panther）T恤衫，在法院、州议会大厦或国会大厦的门前示威游行，他们手持纠察牌并呼叫口号。在某种程度上，确实需要进行这种政治示威和公共活动。

的确，令人惊讶的是，美国可悲的临终护理现状，并未引发公民的愤怒。还记得电影网络中的晚间新闻主播霍华德·比尔吗？他劝告观众打开窗户大声疾呼："我非常生气，再也无法忍受了？"在整个城市里人们都打开窗户宣布自己的抗争。

在现实世界中，当人们没有得到应有的医护时，他们常常会进行抗争，组织发动一些政治社会运动。

在1970年代，用于肾衰竭的血液透析还很有限，由医院的"上帝小队"委员会来决定哪些患者可以接受这种延长生命的治疗。在肾脏病患者及其家属的强烈抗议下，国会采纳了一项特殊的透析护理医保福利。当数以千计的人死于艾滋病时，正是公民的积极行动和选民的压力推动了对艾滋病研究的资金投入。《莱恩·怀特综合艾滋病资源紧急状态（CARE）法案》在美国挽救了数以百万计的人，使他们避免死于艾滋病。当保险公司迫使母亲及其婴儿必须在分娩后 24 小时内离开医院时，消费者和公民积极行动的共同努力，迅速推动了相关法律和法规的通过和变更，从而使所谓"免停分娩"成为历史。

可是，为什么这些都没有发生？死亡是生命中最普遍、最困难的事情。顾名思义，临终的人一直都处于生病状态。他们深感脆弱，他们确实是脆弱的，许多人担心会成为家人的累赘。他们的家人要面对照顾他们的压力和即将失去亲人的双重痛苦。由于护理和社会支持普遍不足，人们在痛苦中挣扎，因昂贵的医疗费而破产频频发生，疗养院的护士和护理人员严重缺少，导致无法为人们提供最基本护理，这些社会问题给患者及其家人带来了巨大伤害，可是不知道为什么还未激起公众的强烈抗议。如何才能碰撞出霍华德·比尔所疾呼的公众抗争时刻呢？

当然，死亡与分娩是不同的。它不同于"仅"需要透析，甚至患有艾滋病的人。一方面，不存在临终人员社区。另一方面，临终的人最终会离世，而照顾他们的人也是分散的，没有社会或政治行动的基础。人都是凡人，这个范畴太广，无法建立一个对此有特殊兴趣的群体。濒死的患者会员组织是不存在的。（您能想象为这样一个群体做的广告吗？）

根据我的经验，人们在生命快要结束时，往往感到极度的虚弱、疲倦，基本上毫无能力为自己大声疾呼，除此之外，在生命接近终点时，人们对自己的状况也隐约地感到尴尬，是很常见的。这是受我们忌讳死亡文化的一种影响。医生称濒死的患者为其"失败"于医治。（在我看来，是医治失败于患者！）人们开始相信，他们患病是因为吸烟、饮酒，在错误的地方生活，或者仅仅是因为压力过大而使自己生病。同样，家庭看护者在精神上和身体上都已筋疲力尽，而无法为死去的亲戚和朋友发声，除此之外，他们还可能会感到缺乏安全感，无法确定自己是否能够或者应该为患者竭尽所能。同时，家人也不愿激怒医生和护士，不想与他们所依赖的医院和保险公司大吵大闹。

当然，大多数的美国人，在没有身患严重疾病，或正在照顾病重的家庭成员时，根本就不想考虑这一问题。最终，当情况变得很糟，人们无法忍受而更加愤怒时，那我们就不得不克服阻力，开始着手解决问题了。毕竟，改善我们的死亡方式，符合每个人的自身利益。

历史已充分证明，要实现护理体系和行为方式的大规模变革，就必须要将公民和消费者的积极性结合起来。有些先例是可以借鉴的，如市民和消费者的共同努力，减少了机动车事故的死亡。市民和消费者齐心协力，要求生产更安全的汽车（如制订安全气囊和碰撞安全标准）和司机更安全驾驶［如反对酒后驾车母亲协会，严厉的 DUI（在影响下驾驶）处罚。还有朋友不要让朋友酒后驾驶，以及指定司机等项目］。流行病学、外科、预防医学和公共卫生等科学领域，在引起人们对问题的关注，并为解决方案等方面做出了努力。但是，正是社会运动，人们共同的努力，并在政治领域和市场上实施有效的措施，才真正推动了戏剧性的变化。

普遍（通常）的做法是，人们用钱来投票，这种行动方式是无可争议的。消费者直接奖励提供高质量服务的企业，包括医院、团体诊所、私人诊所、家庭保健机构和安宁医院。近年来，负责运行医疗保险计划的联邦机构、医疗保险和医疗援助服务中心（CMS）已经发布了（在 medicare.gov 网站上）具体医院、疗养院和家庭健康机构质量等级的报告卡。美国退伍军人事务部的退伍军人管理局增加信息透明度，公开发布了退伍军人（VA）医疗中心（在 HospitalCompare.va.gov 网站上）在血压控制、糖尿病护理、心脏病、严重感染和死亡方面的卫生保健结果。质量数据是促进消费者积极性的基本要素，也是促成变革的强大杠杆。

人们对医院、疗养院，以及家庭保健和安宁养护服务的绩效了解得越多，我们在投票箱和市场上进行投票的能力就越高。有关以患者为中心的护理方面的信息，例如临床工作人员的聆听和沟通水平，以及他们如何有效地处理疼痛，可能会促使人们选择某一种机构而不是另一种。已经有多个网站（例如 HealthGrades.com）发布了按地区和专业划分的有关医生的质量评估。HealthGrades.com 编制的评分包括医生的聆听水平、花在患者身上的时间，以及患者对医生的信任度。还可以通过手术结果、感染率或其他并发症的比率，以及患者对疼痛治疗和沟通的满意度来评估医生。这样的信息将越来越多。医疗保健系统和医生通过医疗服务质量来竞争业务，可以加速所需的变革。

专业人士和消费者联盟能够通过教育人们可以期待什么，以及如何获得来支持有效的社会运动，并赢得公民消费者的拥护。

患者权利法案和美国医院协会的小册子《患者医护合作伙伴关系》，列出了人们对医院和卫生系统的基本期望："我们有权期望医院是干净安全的场所，并且医院将提供高质量的医护。我们有权选择合格的医护提供者。我们必须有权获得急诊服务，并受到公平的待遇与尊重。我们必须有机会参与医疗决策，并且要求我们的个人信息得到保护。当我们出院时，我们有权利寻求帮助。而且，在需要时，应为我们提供合理的医疗账单，以及安排合理付款计划方面的帮助。"

"相应地，作为患者，我们也负有基本的责任。我们的责任是对我们的医生和其他医护提供者以诚相待，诚实守信。我们必须参与有关我们自己医护方面的决策，或指定我们信任的人代表我们参与，并遵从治疗计划。当我们的病情恶化或我们无法继续进行治疗时，我们有责任告知医生。这包括让我们的医生知道，我们是否或者无法为他们开的药付款。最后，我们有责任诚实地支付医疗费用，并在无法全额支付时，与提供者共同商量解决办法。"

我制定了一个重症患者应该得到满足的合理期望清单：

定期评估并有效治疗疼痛和其他身体症状。

为患者的状况和治疗方法提供足够的相关信息，并力求简明清晰。

协调涉及患者医护人员的医访和医保计划。

在可能的情况下避免危机，并制订明确的应急计划。

在医院和疗养院中有足够的护士与助手来提供安全和优质的护理。

为辛勤付出的亲属护理人员，并最终陷入悲痛的家人提供支持和帮助，以减轻他们的痛苦。

选择一位受人尊敬的医生和获得高级评的医院或保健机构很重要，但还是不够的。人们必须承担为自己和他们的亲人大声疾呼的责任。患者的人权法案和我的合理期望清单，旨在为您提供这些方面的帮助。

我经常向人们建议，他们可以将与医生的关系视为一种伙伴关系。在这种伙伴关系中，他们可以负责任地为自己或所爱的人提出诉求。我建议人们为他们的医生保留一系列问题的清单，并记录发生症状的时间，他们在症状出现之前的行为以及减轻症状的措施（如果有的话），包括他们服用的任何药物以及这些药物的有效性。

在控制疼痛方面，我教给患者 0～10 分的评分标准，以便他们可以在一天的不同时间，通过各种活动以及对药物和其他治疗的反应来评估与记录疼痛。我与他们一起审视不同类型疼痛常见的描述词：钝痛、尖锐、刺伤、抽筋、撕裂或灼伤、射击痛、刺痛，以及针刺伤，为医生提供了有关可能原因和特定治疗方法的信息。

同样，对于充血性心力衰竭患者，测量和监测每日体重和踝关节肿胀量，对于调整利尿剂剂量，改善其呼吸和运动耐量，以及防止肺水肿发作，避免急诊和住院都是非常有价值的信息。

在一场中西部地区临终关怀晚间公共教育论坛上的问答环节中，当"父母医护和有效诉求"的主题提出后，一名 50 多岁的女士发表了评论。

　　"拜洛克博士，我的母亲今年83岁，患有关节炎和脊椎狭窄。我和她住在一起，是她的主要看护者。尽管我们能很好地控制住她的疼痛，但她仍然生活痛苦。她精神矍铄，但听力和视力都有障碍。我和她一起去看医生。这些天，她看得最多的医生是血液科医生，因为她的病情使她的血液指数一直很低。我妈妈喜欢这位医生，但他几乎总是匆匆忙忙，似乎心不在焉。通常，在我们有机会提出问题之前他就离开了。我们应该如何做呢？"

　　我重申了我的倡导箴言：要求知情，准备充分，善意表达，坚持要求。

　　我建议最好知道前台工作人员的名字，以及她母亲就医诊所里护士的名字。以人为本是双向的。

　　"一方面，您已经知道，在每次赴诊时，带着记录您母亲的症状，和她正在服用的所有药物最新清单，以及您希望他知道的其他任何相关信息。当她的医生来到问诊室或会诊室时，请让他知道您手中有希望与他讨论的问题清单。

　　"另一方面，看诊时，在离开他的办公室之前，您至少要了解医生希望您和您的母亲在用药和治疗方面，需要进行的任何更改。您应该知道跟进的时间、地点和对象。而且，如果在紧急情况下，您和您的母亲都必须知道该怎么办。"

　　我停了下来，她坐下来，似乎对我的回答感到满意。但是我还没说完，觉得还得明确很重要的一点。"如果医生在回答这些基本问题之前，已匆匆离开问诊室，请留在原地。他们需要时间，有人会回来找您的。即便办公室里的人很烦，也无须提高声音。如果愿意，我允许您怪罪于我。告诉他们是拜洛克博士说的，在清楚了解医生为您照顾母亲的计划中的这些基本内容之前，离开办公室是不安全的。"

　　几分钟后，论坛上的另一名中年女士举起了手，用颤抖的声音描述了一种令人痛苦的情况。

"我父亲 86 岁，中风了。他身体的左侧无法移动。他在养老院待了大约一个星期。昨晚我去看他时，他很激动，躺在自己的尿液中。他说他一直在按铃，却没人来。我父亲是一个骄傲的人。我感到无能为力，不知道该怎么办？"

就像米歇尔在危机中给我打电话一样，我给了她同样的建议，我说："除非您确信自己的父亲会得到他应有的照顾，否则不要让他独自一人。温柔而有爱心的人在养老院工作，但很多时候人手不够。希望这只是蜂鸣器临时出现了故障，导致未能及时收到您父亲的呼叫，仅是偶尔发生的，并且已经得到了纠正。但是，如果没有，您和您的家人都有权要求更好的护理，并亲自安排好养老院无法提供的基本护理。"

我继续说："我的建议类似于我给刚才那位女士提供的建议，她母亲的血液科医生总是匆匆离去。礼貌，友善，执着。作自我介绍，同时了解员工的姓名。尽可能与他们成为朋友。告诉他们您父亲的故事，他喜欢被如何称呼，他是做什么工作的，他一生中最喜爱的事情，并带上您父亲盛年时的照片。让他们知道您感谢他们的关心，并感谢他们为看护、精心照料您父亲所付出的努力。同时，如果他们不能满足他的基本需求，请留在原地。即使不得不施加一些压力，也要有理有节，礼貌地坚守自己的立场。您父亲的需求比员工们的感受更重要。"

作为选民同时也是问责制推动者的集体，公民在实现美国医疗体系的变革中，起着至关重要的作用。要完善重要的相关体制，需要对法律、法规和公共政策进一步修订。联邦法律的变更最终可以解除医疗保险和医疗援助人为制定的标准，即人们必须放弃对疾病治疗，才能获得安宁养护服务。（医疗援助已经取消了对儿童的要求。）根据现有的建议，制定新的法律法规，可以确保医院、疗养院和生活辅助机构中，护士和辅助人员配备水平提高到安全水平。公共政策可以解决医学研究所和其他专业机构在医学教育中长期存在的严重缺陷，因此我们不会再让新毕业的医生，缺乏基本的缓和医疗知识与技能。

各个年龄段的人们都抱有共同的基本愿望，那就是尽可能健康长寿地活着，并最终安详地离去。为了实现这些愿望，人们应该在权衡自己的选择和做出合理的医疗决定时，得到专业上的帮助。我们必须对医生进行道德和科学决策的培训，提高其明辨和判断的能力。如果我们必须游行、示威、诉讼和立法，以要求医生有能力为生命接近尾声的人们提供医护服务，那就这样去做吧。

在当今的医疗保健中，唯一的常态就是变化。我可以想到许多治疗方法，在近期的许多实验性的医护模式中，现在值得认真考虑，是否适合那些晚期的、限制生命疾病的患者。10 年前，如果对于患有晚期白血病、肝衰竭或心力衰竭的人，还要评估是否实施干细胞移植、肝移植或心脏移植，并"开出"这样的治疗方案，会令人惊讶不已。然而，现实情况已完全不一样了。如今，人们通常会询问这些治疗程序，并会谈到他们所认识的、了解的或在新闻中读到的类似的故事，曾有患者接受了这些治疗程序，或其他特殊治疗，表现良好。

这样的例子很容易找到。前副总统迪克·切尼在植入了左心室辅助装置或 LVAD（有些患者称为"人造心脏"）后，重返政治舞台，出现在有线电视新闻和演讲大厅。美国乡村摇滚乐队成员大卫·克罗斯比于 1995 年进行了肝脏移植手术，并且在过去的几年中一直勃勃生机，继续演出了许多年。 在 2009 年 4 月进行肝脏移植后，远见卓识的苹果首席执行官史蒂夫·乔布斯活了两年半，在此期间，他开发了平板电脑和高级型号的苹果手机。

我们可以预期，未来医学将以更快的速度发展。随着心、肝、肾和肺衰竭的治疗方法超出了当前的想象范围，治疗决策也将会变得越来越困难。有些事情是不会改变的。人们将为求生而寻求各种治疗。医生将为濒死的患者提供维持生命的治疗，哪怕只延长一点儿。

因此，问题将变得更加复杂。

体系和文化变革专家以及战略规划顾问经常引用德怀特·艾森豪威尔的话说："如果无法解决一个问题，那就把它扩大化。"通过改变观点并在新的背景下审视先前棘手的问题，有时解决的方案就会变得清晰起来。

这就是现在所需要的。如果仅看到医疗问题，我们只会带来医疗解决方案。只要我们将社会责任定义为生命终结时对更高质量、更高效的医疗系统，医生和医疗服务的需求，那么挑战的复杂性和成本必将使我们失败。

但是，如果我们在较大的社会框架中看问题，帮助人们在迈入晚年时，安全地、尽可能舒适地生活，彼此照顾，从容面对生命的自然终结，我们将会发现一些令人耳目一新的方法，还有比我们以前想象的更多的资源。然后，我们才有可能履行自己的社会责任，实现我们更崇高的目标。

# 第九章　想象一个全方位疗护的社会

为了给老年人、体弱者或任何年龄的慢性病患者提供最好的医护，美国人必须整治自己国家和地方的医疗体系。但是，这样做还不够。有了这种清醒的认识，就能看到希望的曙光，通过将问题扩展到医疗保健之外，才能最终找到潜在的解决方案。

现在的趋势是将基本护理和社会支持专业化，这样做，其出发点是好的，却隐藏着许多问题。它将照顾年长的、生病的、濒死的和悲伤的人，变得比实际需要的更复杂和昂贵。这还不是最坏的情况。将衰老、垂死和悲伤医学化，忽略了人类与生俱来的、健康的要彼此照顾的动力。它减弱了核心的文化角色，并压制了家庭和社区中潜在的看护技能。即使在一个人濒临死亡时，特别是当一个人就要离世时，家庭和社区也是适合个人的生活场所。

在我提出如何改变现状的建议之前，请允许我讲述最后一个艰难的故事，该故事描述了在当今美国，一个人处在生命走向衰老的阶段，其照顾变得如此错综复杂，成本昂贵。

一天下午晚些时候，心脏科要求我们给丹尼斯提供咨询。圣皮埃尔是一位 83 岁的鳏夫，退休的屠宰工，因血压低、肾衰竭和心力衰竭等病情加重而摔伤，被送进了医院。圣皮埃尔先生说话温柔，头上留有稀疏的缕缕白发，双脚伸出医院病床的末端 20.32 厘米。我想象他在盛年时期，像一棵挺拔的橡木树一样直立、高大、结实。现在，当他靠在助行器上站立时，看上去就像是饱经风霜弯曲的柳树。圣皮埃尔先生对我说："几个月来，我一直在走下坡路"，他为我陈述了他的自理能力在不断地下降。他喜欢他的医生，却很难获得他居家需要的帮助。

每当圣皮埃尔先生出现严重的医疗问题时，卫生保健系统就会迅速运转。在过去的几个月中，他被救护车送到当地急诊科 3 次，然后因胸痛，或发热和突然失智，以及最近一次严重摔伤而被转诊到我们医疗中心。跌倒（并有当地医院急诊科缝合的前额深裂伤痕）是晕厥发作的结果，晕厥是突然失去知觉和瘫痪的术语。每次发生急性医疗问题，费用支付都毫无障碍。医疗保险支付了他的救护车、血液检查、心电图（ECG）、核磁共振（MRI）和心脏导管插入术的费用。

如果圣皮埃尔先生没有礼貌地拒绝心脏瓣膜手术，医疗保险也会支付这项手术费用。当外科医生解释说，更换损坏的瓣膜时，发生中风的风险大约为 5%，而发生轻微的"亚临床"中风的风险至少为 20%，圣皮埃尔先生说他更愿意保留自己的原装，无论是活着，还是死去。

在过去两年中，医疗保险支付了他每周 3 次在距他居住的新罕布什尔州北部小镇 32 千米的一个小型透析中心接受的肾脏透析费用，这是救命的治疗。相比之下，医疗保险不会支付更多的基本的"生活支持"，如请人帮助圣皮埃尔先生每天起床和穿衣服，每周帮助他洗几次澡，或准备饭菜。这些事情不属于医疗保健，而医疗保险和保险准则明确规定仅涵盖医疗保健。

医疗保险也没有为圣皮埃尔先生支付预防危机所需的几种医疗服务。根据医疗保险规定，一个人必须完全丧失了出家门的能力，才能获得家庭保健服务。而圣皮埃尔先生在大多数星期日都会去教堂，每月去老年活动中心几次，每月去理发店理发 1 次，根据相关规定，他的确没有完全丧失外出的能力，所以他不符合要求，不能安排家庭保健护士上门为他检查血压，帮助他整理好各种药物。他也不符合安宁养护的资格。根据医疗保险规则，他唯一的绝症诊断是肾衰竭，医疗保险已经支付了他的透析治疗费用。因此，除非或直到他决定放弃维持生命的透析（这意味着接下来的 5 ~ 20 天死亡），否则他只能独自在家。

我们团队的社会工作者劳拉·罗兰诺与圣皮埃尔先生会面，征得他的同意，劳拉给圣皮埃尔先生的侄女安娜打电话，安娜住在约 4 小时车程以外的康涅狄格州。尽管她每个月至少有一个周末会来看望圣皮埃尔先生，但是由于她自己的工作，并且还要帮助照顾自己单亲女儿的小外孙，她也不能经常去看望圣皮埃尔先生。劳拉还致电联系了圣皮埃尔先生的牧师、该镇的老年中心主任以及当地上门服务护士部门。劳拉设法请当地家庭保健机构对圣皮埃尔先生的家做了一次实地考察，进行全面安全检查，找出可能导致跌倒的危险因素，并安排给他的淋浴间安装了扶手。

尽管如此，我还是对他的状况感到沮丧。从系统角度来看，丹尼斯·圣皮埃尔显然是被系统的漏洞所忽略了，而我们却无法弥补。

当他的病情稳定下来准备出院时，就像先前他3次住院期间临床医疗小组所做的一样，我们将圣皮埃尔先生送回家了。在家里的任何一天，如果没有急症需要紧急医疗服务，他只能独自在家，没有安全独立生活的保障。尽管有最好的意愿，但感觉就好像我们，不仅仅是我们的团队，还有他的医生或我们的医院，乃至全社会，都在有效地让圣皮埃尔先生自己照顾自己，确保他一次又一次从代价高昂的紧急医疗中陷入困境。确实，在他的疗护上，花费了大量的金钱，但是，太多的经费都花在了错误的地方。

丹尼斯·圣皮埃尔的故事不仅指出了问题，更有价值的是，这个案例告诉我们，二级预防能如何有效地改善年老体弱者，慢性病患者的护理质量和生活，同时降低医疗成本。二级预防是指预防疾病的并发症，以及为虚弱患者避免危机。就圣皮埃尔先生来说，仅仅一些简单的安排就可以为他带来完全不同的体验。如果他有一名主导保健医生，或医疗机构，他就可以将所有医疗救治集中在一个地方。这样一方面可以为圣皮埃尔先生的医药治疗提供帮助，另一方面可以随时发现他在家中遇到的一些日常生活问题。家庭保健护士每周的拜访也会有所帮助。如果提前发现他的血压很低，并且每次站起来都会头晕目眩，就可以防止他最近一次的跌倒，导致头皮伤裂，被送到当地急诊室，以及随后通过救护车转诊到我们医疗中心。当地的主导保健医生本可以要求做一个超声心动图，并预约安排他去看每周会去他们镇上的心脏病专家。与心脏病专家或他当地的保健医生进行沟通，或者咨询当地的缓和医疗医生，都可以确定圣皮埃尔先生显然不想进行心脏瓣膜手术。这本来可以节省数万美元。

这些是以患者为中心疗护的必要元素，是医疗保健中非常需要的、值得称赞的重点。然而，圣皮埃尔先生的情况表明，即使是最好的医疗保健也是不够的。为了给处于生命衰竭的患者提供最佳疗护和支持（有效且负担得起），我们需要以患者及其家庭为中心。

商业，政府和医疗保健领域的战略规划师与顾问向他们的客户提出挑战，要求他们"跳出框框思考"。在这里，需要拆除两大框框：首先，我们必须摆脱只注重疾病和医疗保健，而不是人民的健康幸福；其次，我们必须超越将人们仅仅视为个体（又称患者）的观念，并开始将人们视为家庭和社区中的个体。

像鳏夫圣皮埃尔先生一样，在 75 岁以上的老年人中，大约一半的男性，3/4 的女性都是独自一人生活。同时，也同圣皮埃尔先生一样，大多数独居的老年人都有亲朋好友，关心他们并可以通过各种方式提供帮助。圣皮埃尔先生的侄女每月至少一次开车 4 小时去他家，在他的沙发上过夜，帮忙照顾他。他还有一位牧师和教会的教友们，关心他的健康，并尽力提供帮助。

在我们的团队参与之前，在发生了许多可以避免的危机之后，还没有协调一致的计划，在超出患者范畴以外为圣皮埃尔先生提供所需的护理。没有一个相应的机制来制订这样的计划，即使制订了这样的计划，也没有地方存放管理，并在需要时实施。他的侄女、牧师和老年中心工作人员都在尽力而为，并且每个人对于支持圣皮埃尔先生独立生活的需求和想法都有一些实质性的见解。但是他们各自为战，互不来往，也没有谁与他的医生们保持联系。数月以来，他的生活都无比艰难，这本来是可以避免的。以人为本的小规模协调和计划会有很大的帮助。

看护是人类生活的根本，它可以被认为是特定物种的特征。人类学家玛格丽特·米德曾经被问到，她认为什么是最早文明的证据。她回答说，是从1万5000年前的遗址中挖出来的，一根骨折愈合的人类高骨。为了使早期的人类能够在股骨断裂中幸存下来，并在骨骼愈合所需要的几个月内生存下来，必须对其进行护理——庇所、保护、提供食物和饮水。尽管其他动物也会照顾它们的幼小和受伤者，但没有其他物种能够投入那么多的时间和精力，来照顾其最脆弱的、生病的和濒死的成员。

如今，有超过6100万美国人永无休止地承担着照顾生病或残疾的年轻或老年亲戚的工作。在这个国家，估计有4200万人每周平均花费超过18小时，50 ~ 100小时也不少见，帮助亲戚穿衣、洗澡、做饭、分配药物、上厕所、换药、清理口腔、涂抹面霜，就这样琐琐碎碎，没日没夜地进行着。大约1/4的婴儿潮一代成年人，虽然他们自己也在走向衰老，但是仍在全力照顾他们年迈体弱的父母，或提供财务支持。随着其健康状况逐渐恶化和渐进性的功能丧失，这种照顾通常会持续数月和数年。

据估计，家庭护理的经济价值每年为4500亿美元，大大超过了州和联邦医疗与长期居住护理的医疗费用的总和。

传统上，这种非正式的、无偿的看护工作一直是"女性的工作"，几乎会全部委托给患者的妻子或女儿。自1990年代以来，随着越来越多的婴儿潮一代从事父母照料，这种模式已经开始改变。目前，患者的丈夫和儿子也承担着1/3的看护责任。

在现代，护理所产生的压力可能相当于史前的护理人员所承受的一样。

照顾那些身体或认知上衰退的人，会使人在身体和情感上感到心力交瘁。护理人员经常感到孤独，是患上抑郁症、焦虑症和其他身体疾病的高危群体。尤其当看护者是年老的配偶时，他们可能会跌倒、背部受伤、心脏病发作或心力衰竭。随着护理人员生活质量的下降,他们自己的医疗保健费用也会猛增,同时过早死亡的风险也会增加。看护者所承受的压力无处不在。实际上,对于成千上万的成年子女和配偶而言,看护患者本身已成为一种慢性疾病。一项对看护者为期 4 年的跟踪调查研究显示,那些表示身心压力最高的人,其死亡风险比非看护者高 63%。

因此,二级预防确实能够帮助护理人员,预防危机和与压力相关的疾病。

如果丹尼斯·圣皮埃尔的妻子没有在 3 年前突然去世,他的护理本来会更容易一些。圣皮埃尔太太是一位出色的厨师,对她的丈夫更是百般呵护。然而,她患有糖尿病、冠心病,以及导致功能障碍的关节炎。这是二级预防的另一方面。

通常,老年配偶会相互照顾,并容易彼此体察到对方一些令人担忧的细微变化,这样有助于防止问题演变成危机。就双方个体而言,拥有足够的社会和专业支持,对同居夫妇无疑是最普遍、最有效的家庭养老模式。但是,如果没有足够到位的支持,看护的压力和过劳会导致夫妻俩(均为医疗保险参保人)都面临紧急医疗问题和昂贵的住院治疗风险。这种情况确实是经常发生的。当衰弱的一方或另一位成员跌倒时,双方都会受到冲击。以家庭为中心的计划应包括一种监测的方式,对个人身心健康,或遇到的困境进行监测,并制定相应的应急计划,以便当其中一人身体出现问题时,在预期(或实际)跌倒之前,就能及时干预,提供支持。

由于人与人之间有着千丝万缕的联系,当患者或护理人员感到沮丧时,另一人也会感受到痛苦。值得庆幸的是,反之亦然:当患者或护理人员得到良好的支持并感到自信时,另一人也会受益。

护理绝非易事。但是,提供简单的支持就可以大大减轻家庭护理者的压力和过劳。与被护理者的医生和医疗团队保持良好工作关系,可能是护理人员所需要的唯一最重要的事情。当照顾一个生病的亲戚或密友时,拥有自信是缓解压力的有效方法。不知道在紧急情况下会发生什么，该怎么办，或者给谁打电话，这会导致护理人员的慢性焦虑和抑郁。反之，当护理人员有充分的准备，知道该如何去做和可能会发生什么情况，焦虑感就会大大减轻。与专业人员的良好沟通与降低劳累程度确实是息息相关的。有效的协调护理，以及其连续性也是如此。

有些护理人员能够从一些支持团体中受益，这些团体的成员也有类似的个人经历和现实的挑战。在我们的医疗中心，同伴电话支持小组正变得越来越受欢迎，因为相互居住的距离越来越远，而且护理的需求也是不能间断的，使大家难以亲自参加会议。已经出现了大量的网络团体和博客，提供相关信息，以及同行和护理人员的支持。网络团体虽然没有像备有茶点的会议，或电话沟通那样的个人体验，但它为信仰和种族背景各异的人们提供了一个与具有相似文化价值观和世界观的人进行交流的场所。

有很多机会可以改善对护理人员的支持，并节省资金。如通过电话与护士或社会工作者进行沟通和个人咨询，可以帮助家庭成员解决问题，应对自己的情绪压力，而无须护理人员离开家。临床医生和其他辅助专业人员无须为服务对象提供过度医疗服务，就能帮助老年人安全地、有保障地留在家中。特别是家庭保健护士，通常是慢性病患者及其护理人员的天赐之物，却是稀有之物。医疗保险使患者越来越难以获得家庭保健服务的资格。相比之下，一些具有前瞻性的保险计划和医疗系统，聘请了有经验的护士来主动评估和管理人们在家中的慢性病医疗保健问题。护士会检查其生命体征和体重，并查看患者的膳食、药物和血糖记录。他们解释复杂的用药方案，通常在用药错误发生之前，就能及时发现，并防止危机，避免其可能造成痛苦和导致昂贵的住院治疗。

积极利用家庭服务的卫生系统，应该承担其家庭所有成员的医疗支出，而不仅仅是发出和报销单项医疗服务的账单。例如，像卡萨这样的员工健康维护组织，以及退伍军人管理局的家庭基本保健计划。这些系统可以很容易地进行前瞻性思考，因为它们已经在已注册成员的保健中拥有财务利益。尽管这些医疗计划仍然仅限于提供真正的医疗服务，但其限制要少于按服务付费保险，如医疗保险或医疗援助。为改善会员的健康并预防危机开展工作，具有显而易见的财务意义。

在某些社区和卫生系统中，护士和社会工作者充当案例经理或卫生保健宣导者的角色。在过去的20年中，案例经理已经发展成为一个独特的职业。专业案例管理员可以私人执业，或在医疗保险公司、健康维护组织或社会服务机构里工作。他们通常会发现重要的未满足的需求，这些需求可能导致身体（例如医疗）问题和可预防的灾难。最佳案例管理者为他们的患者发声，协助他们获得健保和社会服务，协调护理，并确保将相关信息可靠地传达给参与患者治疗的医生，其他相关医护专业人员及服务机构。

由于人与人之间是相互关联的，因此，对重症患者的最佳护理，也是对看护她们的丈夫和他们的妻子的最佳护理。临终关怀被公认为可以为濒死的患者提供最佳护理，可以改善他们的生活质量，甚至帮助他们活得更长一些。事实证明，临终关怀对于提供护理的配偶也有类似的好处。尼克拉斯·克里斯塔克斯博士和同事对医疗保险中多年的夫妻数据进行了分析，发现即使是一小部分"临终关怀"（临终前几天的疗护），也可以减少护理者在他们的配偶离世之后患抑郁症的风险。更令人惊讶的是，他们还发现，即使在临终前几天接受临终关怀服务的患者，也降低了寡妇或鳏夫过早死亡的风险。临终关怀很可能使配偶的照顾者为亲人的护理和死亡有更好的心理准备。

护理患者确实会给生活带来压力和困难，但这也不一定仅仅是负担。值得注意的是，尽管压力很大，但在公众调查和对护理人员的采访中，人们通常也表示，照料自己爱的人对个人也是有收获的。照顾他人本身似乎已嵌入到我们的遗传密码中，因此护理可以给人带来深深的满足感，也就不足为奇了。

　　社会学家约翰·麦克奈特在其《冷漠的社会：社区及其伪造品》书中提出了一些令人深感不安，但是也给人们带来一些希望的见解。他指出：对正常生活逐步建立专业化，慢慢腐蚀了社区对患病、贫困或有需求的人们，天然的并且至关重要的应对机制。麦克奈特认为，人们经常使用医生、心理学家、官员和顾问，通过收费或税收支持的服务，来应对各种问题，然而，数千年来这些问题都是通过家庭和社区来解决的。

　　社会的出发点是好的，但其结果有很多不足之处。举一个例子：有关部门会对生活辅助和专业护理机构进行检查，以确保他们符合相关的标准，包括对工作人员进行适当的资格认证。这些都很好。对安全和隐私的强调，却导致许多长期护理机构的居民感到自己被完全孤立起来了。他们的访客必须要按门铃才被"放行"。他们不知道谁是他们的邮递员，因为她只能将邮件留在前台。推销员是不会打扰他们的，但是孩子们也不能上门兜售饼干，在万圣节也不会来讨糖捣蛋了。与邻居或其他成员的家人进行的自然互动，虽然是彬彬有礼，但为了相互尊重对方的隐私，这些交往也是肤浅的。

　　出于对法律责任的考虑，一些事情就无法做了，如某个老年活动中心或教堂，要求志愿者不得再开车带长者外出郊游，去超市，看医生，去理发店或美容院了。而当城镇付费（认证和保险）的交通服务系统处于长期人员配置不足，迟到且不可靠时，衰弱的长者在更多情况下，只能待在家里，与他们的社区隔绝在外，这也就不足为奇了。

　　我们需要扩展社会和文化对疾病、护理和生命终结的应对方式，挑战陈旧的理念，并将社区和专业服务结合在一起。我们必须停止将疾病（包括绝症）视为生活中的问题，而应将其视为长寿和充实生活中不可避免的组成部分。当我们这样做了，新的大门将会打开，并且我们就能够发现更多的资源。

　　一项历经 10 年的老年医学研究证实了我们大多数人已经知道的现象：在预防身体、心理和功能衰退方面，社会联系通常与药物治疗同样重要。心理和体育锻炼，园艺和饲养宠物会延缓许多老年人记忆力减退的进程，并在减轻抑郁方面起到与药物一样的作用。事实证明，将年老体弱的人与学龄儿童配对，可以丰富年轻人和老年人的生活。

社区无偿志愿者是无价的资源，可以帮助脆弱的患者及其家人，但无价与免费是不一样的。为了项目的成功，志愿者服务项目需要基础设施和带薪工作人员的保障与支持。这种投资的回报率是高的。

几年前，我在内布拉斯加的威尔伯了解到一个名为电子护理（Telecare）的计划，该计划的建立是出于对单独一个人生活的农村老年人抑郁症高发的担忧。电子护理将学童与独居的老年人配对。每天早上，孩子们都会打个简短的电话来询问他们的老年朋友。该计划相当成功，丰富了电话两端人们的生活。尽管该计划非常有效，但不幸的是该计划因为大萧条，预算削减，而不得不中断。但是这个想法是很容易采用、因地制宜的。实际上，全国各地的许多 RUOK ［（Are you ok?）是"您还好吗？"的缩写］程序都会定期检查长者，以确保他们可以接听电话。在此过程中，电话两端的人就会建立关系。就是这么简单，但是这些简短的、定期的互动可以让独自生活的人知道，自己对别人来说，并不是无关紧要的。

有一些计划能跳出故有的条条框框，将儿童日托设施放置在其父母工作或祖父母居住的养老院中。在全国各地的数百家医院中，领养祖父母奉献他们的时间，拥抱并轻轻摇摇一些早产儿或新生儿，他们因为其母亲怀孕期间使用麻醉品、甲基苯丙胺或可卡因而出现一些退行性症状。另外，还有一些人则花时间和蔼可亲地指导有特殊需求的幼儿。而这些始终不清楚谁受益更多，是年轻人还是老年人。

在遍布全国的数十个社区中，有关人员建立了一个称为三合会的计划，这个计划将执法机构与提供老年服务，老年倡导者和志愿者服务团体，包括像可怡俱乐部这样的青年团体组合在一起。组建三合会的目的是保护老年人，特别是独居的老年人免遭犯罪和其他危险。三合会团队负责家庭安全保障，实施安全检查，改善基本安全条件。他们还招聘人们参加"邻里守望"计划，并赞助"领养年长者"计划，安排人员登门探访闭关在家的长者，指导长者如何安全应付电话推销和上门兜售的推销员，并将带有磁贴的生命保障信息卡粘贴在冰箱上，提供紧急医疗服务信息和联系方式。

给人带来启示的合作和试点项目不仅仅鼓舞人心；同时还展示了切实可行的操作方法。通过这些项目，来寻找一些在制定战略计划过程中，所遇到问题的答案："怎样做才成功？"在全国范围内，真正的挑战是，如何将这些社区计划整合在一起，并随着时间的推移维护它们。我们可以憧憬一个建立在社区基层的，专业服务之间协同努力的合作前景。

在一个充满爱心的社会中，一个单身年老体弱的老人（我们称他为"皮埃尔·圣丹尼斯"）将获得以人为本的护理和社区支持，包括每周一次从他的家到当地老年活动中心可靠的交通服务。

在这里，每个星期四的上午 11 点 00 分至下午 1 点 30 分，我们假设的皮埃尔可以享受热午餐，并听中午的讲座，主题涉及一些实用技巧，包括如何改进自己房屋保温条件，而不增加暖气费，以及互联网和电子邮件等基础知识，还有关于生前预嘱方面的专家小组讨论。除了获得实用的信息外，皮埃尔还可以享受与老朋友交谈，并在同龄人中结识新朋友。

送餐服务的派送人员每周与他联系一次，以查看他对日常用餐的要求或问题；与此同时，他们确保他家暖气系统运行正常，并且他能够在家自己起床和行走。他所在的教区会安排一位护士每月探访他两次，教他自己测量血压，并做日常记录。她还教他如何阅读汤罐头上的标签，以找到钠含量较低的罐头。他们一起找到并确认他家里容易致摔倒的危险因素，如移走他家地板上的地毯，还有成堆的报纸和杂志。一个当地服务俱乐部在他的浴室浴缸中安装了扶手；另一个服务机构在下雪后，会帮忙铲雪，清理他家门前的车道。皮埃尔·圣丹尼斯的社区似乎是乌托邦式的，但是目前，这个愿望中的一个或多个组成部分，已经在美国各地的社区中成为现实。

在公共卫生和公共财政方面，这种二级预防绝对具有成本效益。对于一个富有爱心的社会，投资于对脆弱长者的社会支持和基本健康监测，可以带来较高的回报率，因为这可以帮助他们避免急诊、住院和可预防的并发症。

在某些人看来，这种对像圣皮埃尔先生这样的人进行上门查看和监测似乎有些越界了，或许是对个人隐私或职业界限的侵犯。但是，在许多社会和文化中，包括在较早时期的美国社会中，个人和公共互动是典型的社会模式。相反，我们当前的隐私级别是近代和西方文化所特有的。在正常的、有爱心的社区中，人们总是相互照看和守望着。

在当今文化中，过分强调隐私会导致人们不去拜访他人，即使他们有这样做的欲望。我听到有人说，"我不想打扰别人"，而拜访或打电话应该是自然而然的事情。适当尊重人们的隐私，并不会阻止朋友或邻居打电话或路过看看别人的相处方式。需要说清楚的是：在道德和法律上，对其他人表示真诚的关心是可以的。

就像社会为没有父母或亲戚的婴儿提供孤儿院或寄养婴儿一样，我们的人类社会也必须认识到，关怀那些生命接近尾声的人，是我们最基本的责任。

以社区为基础支持生活的创新计划和模式的例子有很多。以下是我最推崇的一些例子，每个都值得在更大的规模上发展扩大。

自然形成的退休社区（NORC）。

对于能够独立生活并希望在当地养老的人来说，自然形成的退休社区提供了有吸引力的替代方式来协助生活。NORC 是人们有意建立的社区，有时也称为村庄，邻居在这里聚集一起，共享资源并互相帮助完成一些基本事物。这种养老方式以波士顿灯塔山村的早期模式为样板，会员每年交纳会费，一般为 150 ~ 1000 美元，以帮助他们去超市购物、铲雪、运输和修理东西等一系列家务活。有些服务是易货交易或提前借用。如一名成员为外地客人准备度假餐，一名成员则填写医保表格，另一名成员则提供一些小型管道修理服务。类似这样的社区现在有一百多个，并且正在形成更多社区。NORC 不是住房项目或政府计划。但是，一些地方和州政府，尤其是纽约州，已经支持类似自助社区的早期发展。国会在 2006 年《老年人法案》中包括了鼓励成立 NORC 的条款。

老年人全包护理计划（简称 PACE），它将医疗与护理融合在一起，照顾弱者的生活，安排他们的日常活动，社会关系和整体生活质量。PACE 起步于安乐服务计划，安乐服务计划是旧金山一项出色的生活和专业护理计划，旨在为体弱的长者提供支持。该计划的重点是最脆弱的老年人，即那些无法照顾自己，经济上又无法雇人每天提供帮助的长者。安乐服务计划提供全方位的、相互协调的支持和社区参与，帮助那些获得服务的人们生机勃勃，积极自主地生活。

每个 PACE 服务点都根据其所服务的区域和人群建立适当的服务计划，但是每个计划都将医疗服务与高度个性化的家庭保健和基于社区的服务融合在一起：家庭保健，车轮送餐，物理治疗；生活辅助，便利交通，老年中心服务，小组活动和锻炼小组。人们喜欢从 PACE 得到支持和其赋予的社区意识。他们的家人也一样满意。

PACE 的许多站点都集中在医疗贫困且无法独立生活的人群上。这是一种注重预防的方法，非常重视个性化评估和持续性问题的防护。PACE 服务成本是比较昂贵的。但是，医疗保险和医疗援助所节省下来的费用远远超过了其成本。尤其是因为不仅可以防止住院，而且 PACE 服务通常是除了长期护理以外的唯一选择。

其他长期护理的替代模式。

伊甸园之家是老年学医生希尔·托马斯的创意，他自豪地称自己为"护理院废除主义者"。托马斯博士认为隔离、孤独和无聊是导致许多长期护理院的居民感到活着毫无价值的因素。在伊甸园之家，和托马斯后来开发的6~10人的绿屋住宅，有很多带薪员工花时间与每位居民互动。在这些小社区中，植物、宠物和儿童是生活的自然组成部分。在伊甸园之家或绿屋住宅，每个人（从居民到护理助手再到董事和管理人员）对影响社区生活的决策中，都拥有发言权。

这不仅仅是理想主义。正是这种战略变革将机构转变为社区。通过让居民、护工、管家和厨师在决策中享有发言权，托马斯博士的模式使每位参与其中的成员都培养了主人翁感。这里的部分投资回报来自创造力和能量。人们乐于为自己拥有的东西做贡献。如果您熟悉传统的护理院，那么走进伊甸园之家或绿屋住宅，就会让您印象深刻，那就是这个地方充满活力！在这里，有鸟鸣声，人们随着乐器伴奏歌唱，有时还有孩子们的欢笑声。您可能会闻到新鲜出炉的面包或饼干香，而不会有药味。不可避免地，并非这些机构中的每个人每天都过得愉快。人们之所以在这里是因为他们生病，年老或身体虚弱。尽管如此，随着长期护理设施的发展，人们的情绪仍然非常阳光，并且在某种程度上更加自然。

类似创意的机构还有泉源长期护理设施和先驱者网络。重要的是，在实施这些措施、努力提高护理质量的同时，他们也在不断改善工作场所的质量，以及护理院工作人员的工作生活质量，包括护士、护工和支持人员。经验表明，这些措施深受居民和工作人员的欢迎与支持。

尽管人员配备比例较高，但抵消节省下来的费用，使这些方法具有成本效益。通过减少紧急住院和显著降低员工流动率来节省费用。到目前为止，伊甸园之家、绿屋住宅、泉源和先驱者网络，这些设施仍被认为是大多数护理院的"替代品"，但它们正在全国各地逐渐生根发芽。

如果有一种模式或品牌的系统行之有效，那么我们可以更容易描述如何提供最佳护理。让人欣慰的是，还有很多类似的模式或系统。

列举一个假设的 3 位老年兄弟的故事。在长岛住着一名 75 岁的男子，患有糖尿病、弱视和早期帕金森病，其护理和社会服务由犹太家庭和儿童服务处的一名案例经理协调。在国家的另一个地方，他的 71 岁弟弟患有心力衰竭、心房纤颤、前列腺癌，并在结肠癌手术成功后进行了结肠造口术，通过旧金山的 PACE 计划在他的高级公寓住所中接受护理。他们最小的弟弟只有 69 岁，患有慢性淋巴细胞性白血病、肺气肿和糖尿病，他的家庭医生在西雅图一家团体医疗旗下的一间医疗之家工作。

这些兄弟通过不同的模式接受医疗服务，但是在每种情况下，他们的护理都是协调一致的，医疗是最先进的，同时注重他们的健康幸福，而不仅仅是疾病诊断。

作为一个国家、州和地方社区，我们确实需要修订法律法规和对我们的护理社会基础设施注入新的投资，但是这些变化仅仅是工具性的。我们面临的更大挑战不是监管或法规，而是文化。为临近生命尾声的人们提供最佳疗护，是需要进行真正的社会和文化变革。简而言之，时机已到，我们文化的其他方面应迎头赶上，尽快成长了。

我们面临的挑战是，人们认知中的疾病、护理、死亡和悲伤本身确实是艰难百倍，而且通常是动荡不安的，然而，这些都是正常的生命阶段。社会，包括医学界和其他专业人员，可以通过多种方式提供帮助，但是对帮助的需求不应该将人们的经历病态化或医学化。

这是一个崇高的前瞻愿景，但是如果我们的文化能够以这种方式成熟起来，一系列社会和政策变革自然会随之而来，我们会发现解决方案既没有那么复杂，也没有很多人恐惧的那样昂贵。

通过真正以人为中心的方式，将社会服务、社区服务、医疗保健，甚至基本公民服务结合在一起，我们可以实现真正的改革，并节省大量成本。通过将问题扩展开来，以前令人生畏的、看似无法解决的社会责任，变得可行，并且提高了人们的生活质量。

一些在社区内实施护理的实例，为我们提供了下一步发展的启迪。在这里，我想列举3个故事，都发生在我所居住和行医的新英格兰北部，对我而言，这3个故事体现了社区发展和当地文化成熟的方式。

英语教授菲利普·西蒙斯在《学习摔倒》一书中讲述了自己在患肌萎缩侧索硬化中的经历。在他生命的最后一年，美国国家公共广播电台在其节目《所有的事情都考虑到了》中，播出了一系列有关西蒙斯和他的家人如何应对疾病的故事。2002年7月西蒙斯在他位于新罕布什尔州桑德威奇中心的家中去世后，美国国家公共广播电台引用西蒙斯网站上的这句话："为了照顾我，需要整个村庄的努力。"他指的是一个名为"FOPARK"的团体，即菲利普和凯瑟琳的朋友（Friends of Phil and Kathryn）的缩写。这个团队在西蒙斯生病期间，曾为他提供过支持。"我希望看到一个像这样的团体能够正常工作，也能看到一个像这样的社区能健康运行，我希望这会促使人们反思，在他们自己社区也有可能发展类似护理模式。因为这是可以做到的。发展社区是可能的，建立良好的人际关系也是可能的，这些都需要由我们来创建。"

这使我想到另一个相似的经历，2006年12月，在我的患者和朋友南希·奈伊去世后，她的丈夫理查德·史莱姆和女儿赫普·奈伊·伊戈向位于佛蒙特州伍德斯托克的北普世教堂社区成员致信，以表达其感激之情：

"我们和我们的家人要感谢社区在过去两年中对南希·奈伊和我们的所有支持与帮助。我们深切地感受到这个社区给我们的关怀和支持，我们的感激之情，是无法用语言表达的。这是我们所能做的谦卑努力，向你们传达你们为我们所做的许多美好的事情。我们肯定会漏掉一些活动，但希望能带给你们一些南希和我们所经历的真情实意。有太多人参与其中，我们将不提及任何具体名称。这是我们对整个社区的感谢。

这个社区：

缝制了一条带有 99 条爱和支持信息的被子

提供汤、色拉、砂锅菜、甜点

给我们送餐，或请我们用餐

给我们发信息、祝福卡、电子邮件、电话留言、送鲜花

帮助我们寻求第二医护意见，协助联系医疗，选择方案，特殊疗法

帮助我们整理花园，堆放柴火，清理车库

借给我们 CD 和视频，冥想磁带，书籍

带我们上瑜伽课，陪我们去散步

在我们家为南希组织了一个冥想小组

陪同我们一起去医生诊所和输液室

在最佳时间探望南希

提供托儿，清洁，休息场所

组织餐食，访问，搜索各类相关信息

引领了一个星岛疗愈仪式

提供玩具和礼物，比林斯农场的免费门票

借给我们榨汁机，抱枕，婴儿监视器，玩具

到家中为南希唱歌

在开始时，站在一起向南希默默致敬，在她成功地度过了第一年后，和我们一起欢呼，在她生命快要结束时，与她拥抱并一起哭泣

追悼会上有迎宾员、食物服务员、音乐提供者、鲜花组织者、录像者和演讲者

参加追悼会与我们一起追思并庆祝南希的生命

对于所有这些以及更多，我们全家将永远感激不尽。这是一个真正的充满爱心的社区。"

赫维·杜罗彻曾经拥有成功的会计职业，50 多岁退休后，追随他对农业的热爱。他今年 69 岁，患有晚期胰腺癌。当我遇见他时，他因胆管感染住院，幸运的是，使用静脉内抗生素有迅速疗效。他的肿瘤专家请我们的团队帮助赫维和他的妻子琼确定他们的护理目标。当我们讨论他的目标时，赫维强调说："我只想回到我的拖拉机上。"这是他的表达方式："我只想回家。"

琼向我们保证，他们可以居家护理，并且会得到家人、朋友和邻居的大量帮助。她自豪地描述她丈夫是一个坚强、温柔的人，他随时为需要帮助的人提供帮助。那天下午，我与他们的家庭医生唐纳德·麦克唐纳博士进行了交谈，他正好是他们在新罕布什尔州南部农村社区的安宁养护计划的医疗主管。麦克唐纳博士和我协调了家庭安宁养护计划。

第 2 天，我们就让赫维出院。两周后，在自己家中安详离世。

杜罗彻先生去世大约一个月后的一个下午，我收到了琼的来信，信中附有他的追悼会卡，并要求我给她打个电话。当我们通电话时，琼描述了当地公理会教堂的葬礼。她告诉我，当葬礼车队从教堂到墓地，穿过田野和盐箱农舍，穿过乡间小路，每个农场的拖拉机都向车队打开大灯，为赫维默哀。

出于对失去一位朋友的悲痛和热爱，这个社区里，来自不同背景的男女以共同的立场聚集在一起表达哀悼。

当人们参与社区活动时，朋友和邻居往往会尽量满足患者及其家人的需求。有人会说，逆境中，人们总会展现最好的一面，这是千真万确的。但是我也一次又一次地目睹了比善良更深刻和内在的本能。居住在社区中的人们，而不是仅仅在附近，这是人们以一种自然,不做作和不受约束的方式相互照应。在健康的人类社区中，缺少这些反而有些奇怪了。

# 第十章　站在共同的制高点

从某种意义上说，成千上万的美国人仍然会在痛苦中死去，其真正原因是，作为一个集体，我们允许其发生。当然，没有人投票支持让人们受苦。但是，作为一个社会和政治机构，我们却容忍其广泛存在，让重病患者及其家人承受着不必要的痛苦，以及医疗保健和社会系统中有据可查的缺陷。

我们对这场公共卫生危机的无所作为与我们的社会和文化是格格不入的。我们作为一个整体来说，是充满爱心和明辨事理的人。尽管植根于我们文化的是回避这个话题，但根据我的临床经验，当不得不面对时，个人和家庭却能超越他们的抵触，来认真讨论在生命的最后阶段应如何照顾自己或所爱的人。然而，总体而言，尽管这些问题确实普遍存在，显而易见，并有据可查，我们却还是没有实际行动，似乎那个迫不得已的时机还未到来。

相反，政治与宗教的混合，促生了在生命的尾声和临终关怀方面的毒性文化。一味追求政治上的正确性和避免冲突，扼杀了实质性的对话和辩论。然而，真正需要的是，包含医学和社会观点的公开讨论，包括多元文化的种族和宗教世界观。对于这些问题，即使是激烈的讨论，也要进行广泛而多样性的社会对话和辩论，这对于制定建设性的公共政策和大规模的纠正措施是至关重要的。

死亡应该能将所有人凝聚在一起。在科幻小说中，当一颗毁灭其他行星的小行星冲向地球时，人们可以求同存异，团结一致。从历史上看，当面临重大的自然灾害时，即使是仇敌之间的差异也可能突然变得微不足道了。死亡是我们所有人都必须面对的自然灾害。人最终是要死去的，但是这一共同的目标未能将人们凝聚在一起，而是形成了两极分化的话题，充满了尖酸刻薄和正义的愤慨。如果以为这种现状引起的社会瘫痪不是毁灭性的，那才具有讽刺意义和极为可笑的。

不幸的是，在许多人的心目中或媒体中，是否使医师协助自杀合法化的问题，已成为我们死亡方式的代名词。在美国立法机构和法院中，这是辩论最激烈的问题。两处法律机构都倾向于将每个问题一分为二，并为任何讨论都强加于对抗性的框架。立法者可以对法案投赞成票或反对票。法院可以支持原告，也可以反对原告。创意解决方案几乎无法提到桌面上来。

在这些对抗性领域中，对身体协助自杀的斗争使美国人陷入了文化鸿沟。实际上，这条鸿沟只是虚无缥缈的海市蜃楼，仅仅是一个人为建造的拳击场，它限制了我们在全社会层面上的讨论。人们对医生协助自杀在价值观和观点上的差异是真实的，确实值得对此进行全面的争论。但是，对于我们如何死去，以及如何在生命的终点得到最好的照顾，协助自杀并不是定义这个问题的恰当代名词。我们都站在价值观共同的制高点，我们也有着共同的彼此关怀，善待他人的愿望，这些美好人性的特质，使我们之间的所谓差异相形见绌。在这个共同基础上，我们可以建立更好的医疗和社会支持系统，并充分发挥我们的社会潜力。

我曾经是这场战斗中的一名战士。从 1980 年代初期到 1990 年代初期，我都积极反对医师协助自杀合法化。尽管我仍然认为这是不明智的公共政策，但几年前，我意识到辩论本身的破坏性，因此我转变成非战斗人员。对我而言，协助自杀的辩论中，其最具社会危害性的方面是它所产生的巨大能量，集中了所有立法力量和媒体的全方位关注（二者都是宝贵的），这些能量实际上完全可以用在解决美国濒死方面的不幸状况。辩论就是在一座燃烧着的建筑物外面的草坪上吵架。被困在里面的人们正苦苦挣扎，祈求帮助，而那些可能成为营救者和路人的人，则对这场拳击战而着迷。在每一轮法律拳击格斗中，双方都希望在击中对方中得分。同时，不断的混战实际上却淹没了任何实质性、建设性的讨论。

具有讽刺意味的是，在看似无法调和的两极分化的选民中，建设性政策的条件已经成熟。尽管有不同的政治理念，但大多数共和党人、民主党人，对个人是否有权就生命终止医疗做出自己的决定，持有相似的看法。根据皮尤研究中心的数据，两个主要政党和独立党派中多数人都赞成通过法律，让患者来决定是否通过医疗手段维持生命。在皮尤的调查中，只有22％的人认为医生必须要竭尽全力挽救或延长生命，而70％的人则认为有时应允许患者死亡。

新罕布什尔州是政治的温床，但即使在这里，我们所拥有的价值观的共同基础也是显而易见的。由于总统初选总是在这个花岗岩州首先启动，新罕布什尔州公民对待自己的责任是严肃认真的，就是对可能的总统候选人进行审核筛选，并使其风行扩展。在现任总统不在的选举中，这一点尤其明显。想当总统的人们几乎会走遍每个城镇，有时似乎遍及该州的每个街角，可称为最佳政治零售点。如果您愿意，可以很容易地见到，并向候选人直接提问（其中一名将很快成为总统）。

2007年春季，由于共和党人与民主党人初选竞争十分激烈，同时医疗改革的问题在选民心目中也居高不下，达特茅斯－希区柯克医疗中心的同事和我在新罕布什尔州召集了八个公民论坛。从利特尔顿到基恩，从康科德到朴次茅斯，我们在这些地方的老年活动中心和退休人员中心于傍晚时召集会议。共有463名公民在两个多小时的讨论中，通过参与者应对键盘，回答了有关对他们自身，以及对他们所爱的人在"生命衰落阶段"什么是最重要的等详细问题。我们还询问了参会者，他们希望总统候选人在制定健康和社会政策以改善体弱的长者、重症患者和其家庭看护者的生活方面，应该深入了解的问题。

其结果与各政府小组、专业协会和患者组织提出的想法与政策建议有着惊人的一致。在这些社区论坛上，超过80％的参与者表示，尊重他们的尊严、他们的意愿，控制痛苦以及不让家人背负债务，是非常重要或极其重要的。

只有7％的人认为尽可能地维持生命，是很重要或极其重要的。绝大多数人希望在生命的尾声能留在家中，只有1％的人表示他们更愿意留在医院，而没有一个参与者希望在养老院度过生命的最后时光。

参与者希望临终关怀与缓和医疗成为常规：94％的人赞成通过私人保险、州医疗补助和州立雇员保险为成人、儿童的临终关怀与缓和医疗提供强制性保险。超过80％的人赞成取消预期寿命不超过6个月的，并愿意放弃疾病治疗才能接受临终关怀服务的医疗保险条件。93％的人赞成在需要时提供居家临终关怀服务，60％的人认为这样做非常重要。

他们希望医生和护士受过良好的培训，并且在照顾长者和濒死者方面技能娴熟。97％的人认为，医学和护理专业的学生必须学习护理老年人与慢性病患者所需的基本知识和技能。同样，有97％的人同意，应要求医学院和护理学校的教师具有老年病、缓和医疗与临终关怀方面的基本知识和技能。94％的人要求医学院和护理学校应该教授有关从事护理对护理者的健康影响，以及如何对家庭护理人员提供支持。超过90％的人强烈认为，应该要求医生通过基本的疼痛管理和临终护理测试，以便获得执业和开处方的许可证。

结果表明，只在加速死亡和祈祷这两个方面，存在明显的意见分歧。"如果正在遭受痛苦，需要提供协助自杀"，要求对其重要性做出评价。40％的参与者认为这非常重要或极其重要，而39％的参与者认为它"根本不重要"。相类似的问题，"如果我在遭受痛苦，可以选择注射死亡（安乐死）"，有34％的人认为非常重要或极其重要，而40％的人则认为这根本不重要。少数人认为与他人一起祈祷（占44％）或为他人祈祷（占41％）非常重要或极为重要，而分别有24％和23％的受访者感到祈祷根本不重要。

这463位新罕布什尔州人不能完全包含美国代表性的人口样本。他们大多是中年或更年长的白人（反映出该州人口的绝大多数白种人）。3/4是女性。这个群体都受过良好的教育，其中70％拥有学士、硕士或博士学位。但是，可以自信地说，这一群体基本都由选民组成，这些人作何选择，对政治家来说是至关重要的。结果表明，其共同点的层面远远高于党派政治之间的差异。

协助自杀辩论的毒害性已经蔓延开来，并有可能污染到重要的公众讨论，而这些讨论是关于我们如何最明智地使用有限的资源，为绝大多数人提供最佳护理。尽管只是一时热门的短语，"定量配给保健"作为人们熟悉的说法，现在已经成功地被生命至上的活动家们套在这个至关重要的主题上了。通过文化战争的滤镜，双方对立的阵营主要分为两派：世俗的人文主义者（他们希望有限制地提供挽救生命的治疗，对不再有生产力的人，不再继续这种治疗）与敬畏上帝的宗教保守派（认为每一条生命都有价值，只有上帝才能决定生死。就像在所有战争中一样，敌对双方对事物的看法都大相径庭，而且彼此不喜欢。他们更倾向于煽风点火，而不是互相交流）。对于我们这个充满关爱的社会来说，这无法解决我们已经存在的非常现实的问题。

用最基本的、直白的术语来说，情况是这样的：人类居住在一个行星上，我们穿过深空，被看不见的引力固定在这片绿色地球的表面，并被薄薄的大气层覆盖，免受冰冷的银河系空洞的影响。我们所有人面临的根本问题是：我们将如何生活？

我认为自己不是一个虔诚的、有宗教信仰的人。我不经常参加宗教仪式或加入某个教会，因此，在定量配给辩论的简单二元论述中，我很可能符合世俗的人文主义描述。但是，我对我们将如何生活这个问题的回答，却植根于我的犹太教养和我对犹太教的经历。

在我成长的世界观中，基本的社会共识不是一份合同，而是誓约。人类在我们出生之前和死亡之后很久都属于彼此。在有道德健康的社会中，人在出生时，人类群体伸出他们的欢迎之臂，死去时，离开的是群体依依不舍的手臂。在这种守约的体验中，他人的健康会影响我自己的生活质量。

在这个小小的星球上，即使在我们这个富裕的国家，我们所拥有的资源也是有限的。作为一个有道德的人，我们面临的挑战就是明智、公正和人道地利用这些资源。

即使美国能够承受不断上升的医疗保健费用，其有望超过美国国内生产总值的20%，但一些重要资产仍将受到限制。最明显的例子是器官移植供体。可植入的人造心脏和其他器官仍在遥远的地平线上。在可预见的未来，要获得生存，将有更多的人需要供体的心脏、肝脏或肺脏才能生存。这样生死攸关的决定将继续挑战我们的社会和文化。我们都要对如何做出这样的决定承担风险。

从长远来看，我们的文明仍然是年轻的，我们的文化是不断发展的。在我们制定政策、实施项目和终生疗护的计划时，我们的所作所为一直都是非常幼稚的：忽视基本责任，沉迷于一厢情愿的思维（如果我们忽略它，也许它就会消失），以及不计后果的争斗。

作为一种社会和文化，是时候抛弃幼稚的方式，要稳重理智地行事了。

是的，总有一天我们都会死去！让我们先放下这个议题，这样好让我们认真地面对另一个议题：我们该怎样活好？尽一切可能地活好。

每个族裔对这个问题有自己的答案，即人们如何生活，在生命的进程中，直到终点如何互相照料，其方式与他们对责任，以及个人和家庭圆满生活的独特观念相一致。

作为一个国家，我们对在生命的尾声获得最佳疗护所持的集体文化愿景，应包容个人和社区认可并向往的多样性，以及丰富多彩的体验。

卫生保健方面，尤其在我所属的领域，即缓和医疗与临终关怀，必须以各种故事的形式为这个丰富多彩的画卷增色添彩，这些故事包括：人们因为系统适合自己带来的舒适体验，以及在生命最后的日子里，他们本人以及整个家庭的良好体验。可以先建立专门收集和展示这些故事的项目——个人故事集。由大卫·伊赛创立的故事集成，这是一个非营利性组织，该组织曾走遍全国各地，采访各类成对人员，每个案例都包括亲戚或亲密的朋友，以了解他们认为在他们的关系和共同分享的历史中，最有意义的回忆。故事集成的"遗产倡议"（我是其顾问）正在将这一过程扩展到面临生命终结的人们。故事集成的所有采访都保存在国会图书馆，少数几个在公共广播电台播出。在这个人际网络中，历史叙事、照片和图形图像可以展现在濒死和疗护方面，多层次的文化结构，这有望扩大我们的集体视野，了解各种可能性，并提高我们的期望和抱负。

医疗行业，以及护理和其他医疗保健行业，应在我们国家的主流舆论方面发挥重要作用，保障其立足于基本社会责任的基础上，对那些病重患者，最虚弱的成员提供良好的照料。为医师的实践和培训设定并实施高标准，这理所当然应是医学界的职责。在我们促进疾病、疗护、濒死和哀悼文化成熟方面，医学在社会的许多职业中也起着合法的作用。但是正如我所论述的那样，关于我们如何死去，如何彼此照顾，以及如何哀悼的问题，只是医学领域的一部分。对这些基本问题的充分考虑超出了医疗保健的范畴。必须与政府部门、社会学、法律和伦理学专业合作，制定疗护与支持，资源分配和决策伦理的社会标准。

这又将我们带回到了医生协助自杀的问题上。作为为社会履行其专业知识服务和专家责任，整个医学界，尤其是缓和医疗与临终关怀的专业，都是反对加速死亡的。

实际上，缓和医疗的正规伦理原则和戒律认为，实施缓和医疗并不是有意加速死亡。尽管没有任何政治目的，但这一宗旨具有深远的文化意义，因此不可避免地隐含了政治意义。

该学科的奠基者意识到，关键是明确界定让绝症患者死去和故意终止生命之间的区别，这对于维持公众对从事缓和医疗与临终关怀工作的医生、护士的信任是至关重要的。如今，人们显然完全有智慧来区分照顾他人和导致他人死亡之间的不同。对医生的不信任感达到了前所未有的高度，有些人指责缓和医疗与临终关怀的医生，提倡"死亡文化"，因为我们允许濒死的人舒缓地离开这一世界，而免受心肺复苏术、机械呼吸机、透析或医学营养等的伤害。

在临床医生中，加速死亡的主要反对派不是源于宗教，至少不是大多数。但是，临床医生与许多神学家、神职人员和宗教人士一样，对生命有着深厚的敬重。

1996 年 11 月，芝加哥大主教约瑟夫·卡迪纳尔·伯纳丁写信给美国最高法院，当时法官正在审议具有里程碑意义的维克与库尔医师辅助自杀诉讼案。作为牧师，同时也是胰腺癌患者，因胰腺癌濒临死亡的人，他写道：

"我正处于尘世生活的尽头。在病后的最后几个月中，我已经做了很多事情，但作为一个即将离世的人，我尤其开始体会到生命所赋予的恩赐。根据我自身的经验，我了解到，患者在护理方面经常面临艰难而沉重的个人决定。但是，我也知道，即使是一个决定放弃治疗的人，也不一定会选择死亡。相反，他选择的是不要承受过多医疗干预的生命。"

伯纳丁的观点强有力地阐明了世俗缓和医疗与临终关怀的立场。它与尊重和崇敬所有的生命一脉相承。

词语很重要，在协助自杀的辩论中，双方都通过标签来强占"尊严"和"生命至上"等重要用语。标签一旦被烙上，便赋予了新的专属含义。语言和词源学上的扭曲，导致有关应该如何看待和如何为生命接近尾声的人提供最佳疗护的社会讨论，更为复杂化（最好的情况）和扭曲化（更普遍的情况）。这些语言上的扭曲所带来的社会后果，不只是忽略了术语的实际词源。

支持医生协助自杀合法化的人以"有尊严的死亡"为标签，这隐晦地暗示着濒临死亡的人尚未得到尊严。然而，他们却是拥有尊严的。实际上，联合国 1948 年《世界人权宣言》的序言指出："对人类家庭所有成员的固有尊

严以及平等和不可剥夺权利的承认是世界自由，正义与和平的基础。"宣言
使人类价值观方化，这一人类价值观源于人类学的基本事实。拥有尊重和照
顾我们最脆弱的成员（婴儿、老人、受伤者和病患者）的本能，是我们作为
人类物种的决定性特征，实际上是我们人类的一部分。在我们离世前的日子里，
我们大多数人都将在身体上依赖他人，并受到他人的亲密照顾。这个事实并
不能说明我们变得没有尊严了。它只是确定了我们是人类。

以信仰为基础的团体反对医生协助自杀，并为其观点有效地套上了"生
命至上"的标签，这至少是有问题的。那么其他人又算什么呢？这些语言上
的错用所引起深层意义上的扭曲是难以估算的。

医生本身就遵循生命至上的原则，这并不是什么政治宣言。而是他们的
角色和责任对他们的要求。（护士也是如此）作为患者和公民，我们希望儿
科医生、家庭医生、内科医生、妇产科医生、外科医生、急诊医生和重症监
护医生成为生命、健康和长寿的保护者与拥护者。不是吗？如果不是这样，
我们就应该有所担心了。

我热爱生命，但与生命至上的政治无关。我仅仅是在我们国家急诊室、
加护病房、癌症中心工作的数千名医生和护士中的一员。总的来说，我们代
表了美国社会中最真实的生命至上的阶层。我们所倡导的生命至上议程是非
政治的。我们努力挽救和服务于人们的生命，并关怀将要死去的人们。为了
充分真实地肯定生命，我们必须确认所有的生命进程，包括垂死、死亡和悲伤。

我自己的犹太成长经历帮助建立了我对疗护的看法和方向，但其在社会
正义方面的影响力，却远远超越了神学。

我是在 1950 年代和 1960 年代长大的，当时每天的头条新闻、夜间新闻、
流行音乐和电影的文化政治主流，促进了投票权，反种族隔离，妇女的权利
以及儿童的权利，这似乎是一个循序渐进的文明发展过程。我的家庭拥护这
些价值观。我的父母在新泽西州北部长大，是东欧犹太移民的第一代和第二

代的后代。犹太人的文化价值观是公正、慷慨、为他人服务，以及社区的重要性，这使我的成长远远超出祈祷。随我成长的犹太人价值观，比上帝的任何理念都更崇敬生活。回顾过去，我认为濒死人们的困境，对我而言似乎是令人震惊的，这种现象不仅是医学上的不足，甚至是道德实践的失落，而且是社会结构的撕裂。

现在是时候以全新的视角，重新审视为生命接近尾声的人们提供疗护的伦理。从广泛的角度来看，我们如何生活？从社会的角度来看，生物伦理学的分析和指导似乎是狭窄且不完整的。生物伦理学的早期历史主要包括审议和法院裁决，涉及人们拥有拒绝医疗的权利，以及适时接受撤销生命支持仪器。从1970年代到1990年代中期（大约与临终关怀和缓和医疗的发展相对应的时期），临床伦理学的进步明显反映了减法主题。美国最高法院的一系列决定（如凯伦·安·奎因兰，伊丽莎白·布维亚和南希·克鲁赞的决定），共识声明以及专业协会发布的指南，进一步定义了何时可以中止治疗或撤销治疗。根据实践和教导，生物伦理学主要关注的仍然是在什么情况下，通过什么手段以及在何种程度上个人，患者的家庭以及正式任命的合法代理人可以拒绝延长寿命的治疗方法（如心肺复苏术、手术、机械吸氧，以及人工营养和补水）。尽管是必要和重要的，但这种指导还是不够的。

当然，一个道德健康的社会，在照料年长者或有生命危险的人方面，不仅只包括拒绝医疗的权利。更加全面的社会和公共道德观还将进一步明确，在什么情况下，必须为人们提供医疗保健，以及到何种程度，包括基本的预防保健和竭尽全力延长寿命的治疗。

更为重要的是，一个完整的道德框架将涵盖社会是否以及在何种程度上，必须满足人们在接近生命终点时人类的基本需求。人类疗护的基本要素是，我们如何对待他人和如何应对他人的基本需求。随着人们病情加重，在身体上更依赖他人，我们的道德准则应该包括以下要素：

庇护所元素。一个有爱心的社会，在象征意义上，应对脆弱或垂死的人说："我们会保障您有温暖干燥的住所。"

帮助维护个人卫生。社区向那些身体虚弱而无法自理的人保证："我们将帮助您保持干净。"

协助排泄。家庭或代表社会的临床医护人员（通常是护士或护工）说："我们将帮助您改善肠和膀胱功能。"

提供食物和饮料。我们可以说："我们将会为您提供食物和饮料，并帮助您做到这一点。"

始终陪伴者。社会可以对即将离世的人们，特别是那些曾经"不友善"的人们说："我们将与您同在。您不会自己一人完全孤独地度过这段时间。"

减轻痛苦。今天的社会肯定可以说："我们将竭尽所能，以现有的一切技术和专长，来减轻您的不适感。"然而，仅这最后的要素取决于临床专业知识。

"能力胜任""完全彻底""连续不断"和"技术专长"是描述最佳疗护属性的术语。除了所有这些品质外，"温柔，关爱他人"则是长期以来人们一直追求的人文关怀的必备条件。这不仅仅是陈词滥调。应对那些面临生命终点的人们，爱心疗护是一种真诚而无价的临床模式。

归根结底，爱是所有疗护行业的原始动力和维持力。爱我们的患者不是什么非职业道德或不恰当的行为。值得明确指出的是，我们必须每时每刻都清醒地认知，自己对所服务的患者和弱势群体的权威力，并且必须谨慎地避免以任何方式操纵患者，或为自己谋利。当这些简单的准则得到遵循时，在临床关系中的爱是有益健康的，并且具有强大的治愈力。

通常，当一个医生想不出对那些绝望无奈的人还该做些什么时——生命对于他们已是死灰一团，我发现要做的事就是爱。我意识到这听上去似乎有些天方夜谭。但是从实际的角度来看，爱心疗护确实能开启各种可能性，而这些是仅通过药物处理所无法实现的。患病的人可以得到陪伴，在他人的支持下，完成有价值的任务，并可以参与社区活动。即使他们已完全失去自理能力，并临近死亡，人们也能够得到关爱和细心照料。

爱不是我们所需要的全部——科学、技术、良好的判断力和健全的政策也是必需的——但是没有爱，我们是无法化解这场危机的。然而，爱心疗护并非只是一种哲学立场而已；它具有明显的疗愈应用性和效果。

爱心疗护是代表着仁慈道德原则的充分体现。充满爱心的疗护可以平衡减少干预的模式，并完善临床护理的道德框架。在爱心疗护中，治疗干预措施并不只限于对问题和痛苦的应对；充满爱心的疗护包含为人们带来欢乐和喜悦的行为，以此发扬和推广仁慈善举。

例如，我问达伦·麦卡勒姆的父母，在第五章中我们谈到过他，他在重症监护室中濒临死亡的日子里，是什么帮到了他们？他们提到了一位在重症监护室工作的医生，自始至终总是耐心地回答他们问题，还有一位护士，告诉他们在哪里可以找到毛巾和洗澡的地方，除此之外，让我吃惊的是，达伦的母亲玛丽莲说，是灵气帮助她渡过了难关，那漫长的焦虑日子。我还没听说过灵气被提供给重症监护室患者的家属。十几位或更多的志愿者，每个人都完成了正式的培训课程，在癌症中心、当天手术等候室、术前检查区，以及我现在知道了的重症监护室中看望患者。

灵气看起来像非接触式按摩。实施灵气的人将他或她的手放在一个人的身体表面或上方，并通过手和手臂的运动将能量移入或移出受伤的和需要修复的地方。据我所知，灵气没有科学依据，也不可收费或付费。这很可能是安慰剂作用最纯粹的形式：一个人的治愈意愿在另一个人身上产生治疗作用。有许多理由支持其被推荐使用。人们喜欢它，我还没有听说过任何危险的副作用。

我们医疗中心认为，只要我们能够做到，就应该为人们提供滋养和关爱，这没有任何错。我们的"无人孤独"志愿者向医院的患者，坐在重症监护室和手术室候诊室，以及癌症中心诊所的人们分发新闻报纸。

我们有团队专门为癌症患者及其家人提供支持。我们中心每周安排几个小时，雇一名艺术家、一名创意作家和一名带着竖琴四处旅行的音乐家。艺术家在癌症输液室和医院里，与人们坐在一起画素描或水彩画。作家帮助人们以短诗或故事表达思想和情感。音乐家带着她的竖琴和一把小的折叠凳子，在输液室和住院癌症患者之间徘徊，然后在患者的躺椅或床边停留几分钟，为他们演奏。所有这些似乎都是微不足道的，但有时候，一些看似细枝末节之处，却会对人们的生活质量产生巨大的影响力。

克莱尔·威尔莫特是一位 50 多岁的外科医生，在其艰难的白血病治疗期间，她曾住院 4 个月。经过两次失败的干细胞移植，以及一系列威胁生命的病毒、细菌和真菌感染，最后一次即第三次干细胞移植终于成功了，克莱尔大部分时间都局限于她的房间。出院后，她仍然是门诊患者，并参加癌症中心输液室中的辅助康复的艺术课程。

她给我写了一封信，说作为医生，她从未意识到艺术和音乐的重要性，但他们让她感到被爱和关怀。

"玛格丽特的竖琴使我哭泣，在整个过程中，我不止一次热泪盈眶……她演奏的音乐深深地打动了我，以致后来我感到心旷神怡，感受到与音乐和生活的心灵沟通。丽贝卡一直鼓励我，还哄着我，鼓动我，教我水彩绘画，连我那位画家女儿对我的表现都印象深刻。马尔夫过来，引导我写出了几首诗，还给我布置作业……他和我将把诗歌提交给国际诗歌研讨会，展示诗歌在治愈中的地位！他们都已成为我的朋友，我感谢您的远见卓识和运作项目的能力！我的症状已完全得到控制了，这在很大程度上得益于您提供的创造力。"

爱心疗护可以帮助患者减轻痛苦，但是患者不必为了受益而痛苦。只要一点点的滋养或关爱，对重症患者都会有益。

按摩、灵气能量疗法、音乐、表现艺术和写作，以及志愿者访问，都会使患者艰难的日子变得轻松愉快一些。

顽固的愤世嫉俗者可能会嘲笑我所谓的天真。我在急诊室工作了将近 15 年，在那里玩世不恭和深色幽默与黑咖啡一样普遍，我可以理解患者的疑虑。但是，在这种情况下，玩世不恭是不可取的。

我会定期邀请记者和政策制定者在达特茅斯 – 希区柯克医疗中心的团队中度过 1 天，当看到充满爱意的行动付诸实践时，我注意到那些面带厌倦的机构管理者、政客和记者的内心柔软处被深深地打动：他们看到一名身患绝症的患者，在与我们的一位"无人孤独"志愿者一起阅读报纸时，开怀地大笑。瞥见一位护士在给一个虚弱的患者擦洗身体时，哼着小曲，似乎她所做的只是为了给人带来愉悦，而那位变得干净的人只是其副产品。目睹在疼痛中挣扎的人，在足部按摩时轻轻入睡。参加早晨的临床咨询，聆听我们为减轻人的痛苦而努力的策略，以及讨论如何帮助某个家庭去尊敬和庆祝那位临近生命终点人的生命。

在我们帮助照顾戈尔德太太的 1 周里，一位政治上保守的州议员与我们的团队待了 1 天。当我遇到戈尔德太太时，她已经住了 9 天院，在重症监护室里住了 7 天，她患有潜伏性肺动脉高压和肺纤维化，虽然没有任何症状，但已经损害了她的肺部和心脏很长时间了。如今，她 78 岁了，需要机械通气来帮助呼吸，但是她坚决拒绝插管。取而代之的是，她戴着双相正压通气（BiPAP）面罩，该面罩从鼻子和嘴巴吹入肺部，富含氧气的压缩空气。如果将 BiPAP 拿掉一会儿，她可以用事先想好的精炼短语说一会儿话，但她主要是通过手势和眼睛来表达与交流。她毫无疑问地表示自己不开心。她喘了一口气，告诉我们："我不想这样活着。"

为了能让她舒服一些，我们给她用了小剂量吗啡。她仍然是清醒的，没有痛苦，但已经做好了死去的准备。她的丈夫 38 岁就去世了，她独自将 4 个女儿和 2 个儿子抚养成人。作为这个大家庭的家长，她希望确保他们能够理解并接受她死去的决定，并愿意为了他们而再坚持几天。

她的孩子和他们的配偶，以及许多孙辈们，对她的死都感到十分悲痛。但是，最终每个人都支持她的决定。在与家人的几次会面中，她的一位 40 多岁的女儿代表她整个家族表示："我们如任何家庭都希望的那样亲密无间。"

一夜之间，她的重症监护室布置成了家庭空间。她的重症监护室里挂了至少 30 张照片，包括她自己母亲的新娘照片。她从没有一人独自待过，通常都有 2 个或多个家庭成员陪着她。她的牧师隔天来拜访她。

那个星期六下午，BiPAP 被拆除时，我在场。我们给了她小剂量的药物（吗啡和劳拉西母）；她很困，但醒着。整个过程都没有一丝痛苦。

戈尔德太太在这个世界上最后看到的，是她 6 个孩子和 2 个孙子的脸，都抚摸着她，眼中含着泪水微笑着，每个人都说："我们爱你，妈妈。"有人说："告诉爸爸，我们送去我们的爱。"

在临终关怀患者的家庭中，这种温柔，充满爱意的生命终结体验非常普遍。通过对这个案例的反思，我意识到在大多数人的心中，重症监护室治疗和临终关怀护理是相反的两极，几乎是彼此对立的。确实，就在几年前，在学术医疗中心的重症监护室中扩展这种完全个人化的、家庭式的、温柔和关爱的护理水平，仅仅是我的梦想而已，而如今已经不再是这样了。似乎每隔几个月，我们就会在重症监护室庆祝一场婚礼，或者在医院的小教堂里进行誓言更新。这是例外，但并非罕见。在那个星期六，我很高兴有 3 名跟我实习的二年级医学生在场。当戈尔德太太去世时，他们就站在我旁边，目睹了什么是在生命尽头的良好疗护。

在接下来的星期一，我给那位州议员打了电话，并报告了戈尔德太太是如何去世的。他同意她的经历很有启发性。然后他说："这确实很好，但并不是各处都有这样的项目！"

确实如此。我的问题是，为什么没有呢？

在社会和文化上，需要类似于分娩运动的方式才能对生命的最后阶段照料方式有所改变。直到 1960 年代，怀孕和分娩仅被视为医疗事件。许多妇女在分娩时接受全身麻醉。母亲和婴儿一般都住院 5 天或更长时间。

父亲不允许进入产房。当婴儿潮一代生育孩子时，妇女及其丈夫要求专家提供医疗服务，但明确指出怀孕和分娩从根本上来说，是个人经历。

翻天覆地的变化发生了！如今，鼓励自然分娩。不仅允许父亲在场，而且强烈鼓励父亲参与分娩指导，并参加分娩课程。医院通过提供可容纳一对夫妇和一家人的家庭分娩套间，来竞争婴儿业务。

产科专业最终接受了这些变化。有组织的研究证明，让父亲参与其中对所有参与者的健康都是安全的，也是一件好事。但是，这种转变不是由证据基础驱动的，而是由强大的公民和消费者行动所驱动的。没有公民——消费者的压力，这些进展可能仍将局限于前瞻性机构的试点项目。

现在，是生命周期的另一端需要引起关注了。随着年龄的增长，婴儿潮一代要照顾父母和其他亲人，并接近自己的死亡，也能够摆脱典型的医学上的临终经历，以及照看自己所爱的人，直至离世。我们已准备好迎接挑战。婴儿潮一代人可能年龄比较老了，但我们仍然是"自我的一代"。我们仍然对权威表示怀疑，我们只接受最好的。

正如我们在育龄时期所做的那样，现在又该重新承担起对我们认识和所爱的人照顾责任了。

我们每个人都希望为所爱的人提供"生命终期的优质疗护"。现在是时候确定这其中包含的所有细节，并让公民和消费者承受其带来的压力，去争取得到。我们可以期望，并且必须坚持，与我们亲朋好友的需求和偏好相一致的专业医疗服务。除了这些基本需求外，我们还有能力照顾人们，不仅可以确保相对舒适，还可以使他们在临近生命终点而极度衰弱时，感到被需要，有价值和有尊严。

很难说这些都是很激进的期望。

如今，消息灵通的公民和消费者清楚地看到了疗护方面普遍存在的缺陷，并开始想象最佳可行疗护应该是什么样的。在要求对自己或所爱之人的最佳疗护时，他们为我们所有人推进了必要的改变。

对痛苦死去的恐惧，应足以将各个不同的种族、宗教背景和政治倾向的人们团结起来，共同化解这一危机。然而，还有更高的情感，包括超越人类经验巅峰，也将我们的注意力吸引到生命的尽头。许多人仍然将涉及濒死和死亡与其遭受的所有苦难的经历视为神圣的。

与死亡的对抗暴露了人类精神的核心。即将来临的死亡之力，就像一阵热浪狂风，撕去所有的伪装，暴露了每个人的元素本质。我们所谓的精神层面，是对令人敬畏，并充满恐惧奥秘的人类生命和宇宙的天然内在反应。强化对生命基本奥秘的认知，以及其潜在的引发恐怖和敬畏感的能量，对任何一个敢于接近濒临死亡的人，都会产生巨大的影响。面对生命和死亡的奥秘，我们本能地试图使我们在世界上的经历富有意义，加强我们与他人的关系，并感受到比自己更大、更持久的事物层面。

人类学家和考古学家在整个人类历史上都发现了精神实践的证据。习俗、仪式、传统、故事和歌曲引导个人和家庭度过生死、庆祝与悲伤。毫不奇怪，拥有深厚信仰的人常常觉得它是处理疾病、照顾、死亡和悲伤力量与心灵慰藉的源泉。

灵性被正确地视为宗教的领域，但它并不是一个专属的领域。陪伴垂死的人教会了我，人的生命本质上是精神的，无论一个人是否信奉宗教。

一天下午在诊所，我问格雷迪先生，这位来自佛蒙特州塞特福德的粗犷、干瘦的农民，是否认为自己是一个有精神信仰的人。这是我对每位患者都要问的一个问题，除非这个人已经自愿提供了关于他或她的信仰相关信息。我问这个问题，是因为我自己都数不清自己猜错的次数了。

"不，我不信。"格雷迪先生苦笑着说。充血性心力衰竭和肺病使他养成了说短促、深思熟虑的话语的习惯，并带着浓重的新英格兰口音。

我又稍微试探了一下。"你知不知道我们离开这一世后要去哪里？"

"是的。"他轻笑着回答，随后露出无牙的笑容。"就跟虫子爬很难一样，来去都得折腾。"他回答说，用手和手腕模仿着虫子蠕动起伏的样子。

我很好奇他打算被葬在哪里。"那些生者死后会葬在哪里呢，格雷迪先生？"

"哦，我们在塞特福德的一座小山上有一个家族墓地。"他的语气在呼吸暂停之间变得认真起来。"我们格雷迪家族的人自1800年代初期就被埋葬在那里。"又喘了一口气。"我的孙辈和他们的孙辈是否还会葬在那里就说不准了。"

格雷迪先生不祈祷，不去教堂，也不信奉上帝。然而，他强烈地感受到与这片土地和他家族的联系，包括他之前的几代祖先和他之后的几代人，在我看来，这便是实在的灵性。

我们团队的成员——以及越来越多的这个领域的临床医生——有时会使用诗歌来探索人们在精神层面的体验。

爱丽丝·费林是一位47岁的女性，患有晚期腹膜内癌和腹水，她因为腿部突然变冷变青，住进了医院。在成功去除动脉凝块后，肢体循环恢复，她又出现了肾衰竭。在一个星期天早上的查房中，我拜访了爱丽丝。在必要的疼痛和肠道问诊之后，我们热切地讨论起关于疾病、治愈、上帝和爱。当我问起她床头柜上的《鲁米诗集》时，谈话就这样开始了。我们读了几首诗，然后我分享了一首自己最喜欢的诗，让她猜猜是谁写的。

你不需要离开你的房间，

静坐在你的桌旁倾听。

甚至不用倾听，只是等待。

甚至不用等待，只保持安宁、静止、孤独。

世界将自由地展现在你面前，让你揭开面具。

别无选择。

它会在你的脚下狂喜地滚动。

"太美妙了，但我不知道诗人是谁。"爱丽丝说。

"弗朗茨·卡夫卡。"我回答。

爱丽丝惊讶不已，卡夫卡，这位典型的存在主义者，他的作品通常将宇宙描绘成冷漠和没有人情味的，让每个人都暴露在环境和偶然事件中，却能描绘出一个欣喜若狂的世界。这引导我和爱丽丝讨论了混沌理论、分形和随机性中存在的模式。谈到了面对失落时的治愈和安康，以及她对我们所有人和所有一切内在的上帝的感觉。她知道自己快要离世了，并且不愿离开她日益深爱的丈夫。爱丽丝说，除了身体上的病痛，在过去的几个月里，她感觉"很好"并且还活着。

那些认识和看护患者的人，往往会感受到死亡接近所带来的精神层面上的影响。出生、疾病和死亡，即使有经济拮据、时间压力，以及医疗保健动荡不安等因素，临床护理仍然贯穿其精神层面。

医生和护士相互之间一般很少谈论这些事情。然而，多年来，许多同事都跟我谈过在患者临终前的最后几天、几小时和几分钟陪伴他们的经历。一次又一次，"荣幸"和"神圣"这两个词是他们描述的一部分。"琼斯夫人去世时，在那里有一种神圣的感觉。"或者"这对家庭来说是一个神圣的时刻。"补充说，"对我来说也是。"还说道，"能够帮助照顾琼斯夫人是一种荣幸。我很幸运在她去世时一直在那里。"或者简单地说，"多么荣幸！"

我的感觉是，"神圣"只是形容我们许多人所经历的最接近的词。

　　这些都不表明现代临床医生怀有宗教情怀。我的感觉是，"神圣"仅仅是最符合我们许多人经历的词。"神圣"在身体上和情感上都是完全正确的。"神圣"不是理性的或抽象的，而是感觉到的。它是现象学或人类学，而不是神学或医学。在"神圣"之中，生命的奥秘不可思议。没有恐惧，只有敬畏。所有的矛盾和冲突都得了解决，或者更准确地说，都消弭于无形。在此"神圣"的地方即"神圣"的时刻，一个人会经历到：处在既无穷小又无穷大，完全的脆弱和决然的勇敢之中。个人虽不足道，但人生意义都是天生的。此时此刻的这一瞬间便是过去、现在和将来的合一，皆进入了无穷尽。

　　这在任何意义上都不是大脑的迷糊状态。事实上，它是一种对现实真实本质的深刻知觉，一种完全的、确切的理智感知。

　　那些能够达到这种知觉水平的人，总是可以获得神圣的体验。但对于我们绝大多数人来说，感知的门槛在大教堂等地方更容易跨越，无论是人造的，如巴黎圣母院、吴哥窟、哭墙或麦加，还是天然的大教堂，如大峡谷、喜马拉雅山峰，或无边无际的海洋。对于我和我们许多被医学和护理所吸引的人来说，通往神圣之门会在出生时和死亡时即刻开启。

　　处于峥嵘岁月的我们，面临着前所未有的挑战。然而，我们生活的时代仅仅是人类文明史发展到来的最新篇章。每一代人都可以进一步编织，从而加强，或忽略和削弱传给下一代的文明，目前这部"织布机"是由我们来操作的。

　　非凡的挑战往往伴随着非凡的机遇。看护数量空前的老年人和慢性病患者，将需要——事实上，已经需要——果断的社会和政治行动。我们迫切需要开始行动。

　　在我们努力纠正医疗保健和社会系统中的缺陷，并减轻人们痛苦的同时，我们必须建立更高的目标。临床医护人员、社区服务提供者、政治家和公民领袖可以共同努力，憧憬健康的生命最后一章应是什么样子。只有这样，我们才能提供生命终期的优质疗护和家庭支持。

通过我们国家媒体和文化的影响，通过照顾我们最虚弱和最脆弱的成员，美国人现在和未来可以帮助提高人们的期望值，并改善对许多人的护理。我们可以清楚地表明，生命终期的优质疗护并不止于出色的疾病治疗，还包括对一个人的身体舒适度、情绪和精神健康的关注。这样做，我们可以保护人类禀赋的广度（译者注：即人类可以自然获得或通过社会获得的能量和能力的范围），在未来很长一段时间内都能感受到这些。

我们不需要，更不能因我们面临的困难或艰巨的任务而悲观丧气。对彼此的爱和工作中的乐趣激励着我们奋发努力。对死亡最健康的反应就是热爱、尊重和庆祝生命。

向生命致敬！

# 鸣　谢

这本书中讲述了许多人的故事，我要感谢他们使这本书得以问世。

多亏了杰克和多萝西·伯恩的慷慨解囊，我们的缓和医疗服务中心才能够在达特茅斯－希区柯克医疗中心扎下根来，对众多身受煎熬的患者提供最优良的照顾。

尽管近年来美国的医疗保健体系中普遍存在着财务紧张和竞争优先权的压力，达特茅斯－希区柯克医疗中心的领导层仍一如既往地支持我们的项目，我的系主任——汤姆·多兹，一直鼓励我们的团队要矢志不渝地在全系统中推行对危重患者的缓和医疗。

我的同事们，就是达特茅斯－希区柯克医疗中心的缓和医疗服务中心的成员们，以他们自己的高标准和不言而喻的承诺一直激励着我，他们给予每个患者及其家属所能得到的最好的照顾。这支团队的成员包括：莎罗娜·萨克斯、弗朗西斯·布罗考、黛安·帕蒂克拉克、丽莎·斯蒂芬斯、佩吉·毕晓普、玛丽·巴基塔斯、玛格丽特·哈恩、琳达·皮奥罗斯基、唐娜·索图拉、阿特丽西亚·帕克、布丽安·帕克、辛克尔、温迪·西切尔、科贝尔、金·德维勒斯、安德里尔、安德烈亚·梅尔和桑德拉·诺尔顿·索荷，以及我们扩充的大家庭成员黛博拉·斯蒂尔、丽莎·哈布斯、马夫·克拉森·兰迪斯和丽贝卡·戈特斯曼。"不让一人孤独"的志愿者为患者及其家人做了那么多工作。他们深化了我们的服务，提升了我们所有人的精神，壮大了我们的团队。

每天，都有委托我们的团队来照顾的患者及其家属。这些都承载着重大殊荣的责任。本书内容是由许多患者家属的经历贡献的，我向他们表示十分的感谢。

本书中分别提到了许多患者、同事、亲戚和朋友的名字：安东尼娅·阿尔托马雷、佩里、鲍尔、赫维和琼·杜罗彻、马克·恩斯托夫、约翰·杰梅里、珍妮·戈德堡骑士、伊迪丝·格利金、桑迪和珍妮·格利金、苏珊·格利金·奥兰、斯图尔特·戈登、哈尔·曼宁、赫伯·莫雷尔、约翰·梅切尔、南莎·米尔斯、南希·马克·皮帕斯、格雷格·里普尔、理查德·施拉姆、玛格丽特·斯蒂芬斯、米歇尔·斯图尔、克莱尔·威尔莫特、霍普奈·耶格尔、巴斯西姆·扎基、米奇和桑迪·齐布尔。我非常感谢他们所有人。

我虽然没有见过杰夫·考温，但我想对他说声："非常感谢！"因为他给了"莎伦"一生中最美好的一天。盖尔·罗斯是我的文学经纪人和朋友，他对我写作的信念鼓励我坚持这种爱好。在这个项目的长期发展过程中，盖尔和她的搭档霍华德·尹，激励我探索以新颖且如实的方式，深入浅出地写出扣人心弦的濒死的过程和护理始末。

肯尼斯·瓦普纳既是我的朋友又是我写作的同事，他在初稿中的建议提出视角很有创意，文字表达十分精确。他确信无疑的支持坚定了我写这本书的信心。

我的演讲、咨询和旅行都是仰仗卡罗尔·帕克斯在幕后巧妙地协调。她耐心地组织无数细节的能力使我能够专注于行医和写作。

我有幸让露西娅·沃森担任我的编辑。露西娅在原材料中看到了打磨抛光后的成品雕塑，帮助我润色完善作品。她敏锐的听力使我的声音不跑调，让我的思想表达得更清晰。

我的妻子伊冯·科贝尔是我的挚友和最亲密的同事，她从这个项目只是一个想法开始，通过研究、采访、写作和系列修改，每一个阶段都缺少不了她。和我生命中的其他许多事一样，如果没有她，这本书的完成是不可能的。

# 卷 后 评 论

"拜洛克博士的使命是帮助每个人……在生命的最后几个月里找到意义、尊严和平静。"

——《预防杂志》

"拜洛克博士是美国最重要的缓和医疗医生之一，他认为，我们的死亡方式代表着一场国民危机。尽管绝大多数美国人都宁愿在家里平和地死去，但许多人的最后日子是在疾病治疗系统中度过的，在那里，主导理念是'不惜一切代价抗击疾病'，支配治疗的就只是高科技手术。"

"拜洛克博士在这个问题上展现出的形象是人性，他讲述的故事既感人，又振奋，让人们勇于去应对他们生活中最困难的时刻。随着医疗保健改革步伐的加快，他展示了真正优秀的护理可以是什么样子，以及医生、护士和临床团队能够如何对家庭的疾病、护理和失去至亲的经历中起到综合各科知识的导引。治疗中出现的瞬息变化和生死攸关尽在篇章中娓娓道来，《生命终期的优质疗护》一书是对医学和伦理的深思，言之有物且文情并茂。它的影响力之大足以引领一次新兴的遍及国民范围内的大讨论。

"在这本非常重要的书中，拜洛克提出了一个临终关怀的内外动机目录，它应该作为一个理想的模板，为我们所爱的人和我们自己的最后日子建立最适宜的希望，并提供了改善我们社会的一个方向。"

——舍尔温·B.努兰博士，

耶鲁大学跨学科生命伦理中心，《我们如何死亡》的作者

# 译者的话

　　参与《生命终期的优质疗护》翻译的是我和刘亚平，亚平是我就读武汉大学原外语系时的同学，我们是50多年的挚友。完成这本译著是我们两个人共同的心愿。这本有关缓和医疗与安宁养护的书其人文主义意义深刻，而且医疗专业性强。为了使向读者呈现的译著尽可能接近原著的本意，我们需要一位医学专家来做审校工作，因此华中科技大学同济医学院的妇科肿瘤专家顾美皎教授便应我们的邀请加入了这个工作小组。

　　我与顾美皎教授的机缘起于一段跨越半个世纪的友谊。我自小体弱多病，大学一毕业就因病住院，在治疗期间结识了顾教授。那时还是20世纪70年代，有一次我去顾教授家，她家简陋的生活令我吃惊。她住在筒子楼里的一间12平方米左右的房间里，里面只够搁置一张大床和一个书桌，做饭的小煤炉只能放在门口的走廊墙边。书桌上有一个录音机，那是顾教授夫妇用来听英语录音的。床上有两个写字板，看来是一人一个。在那里我第一次见到顾教授的先生张应天教授。多年来，我们一直保持友谊。每次探访他们，张教授都会谈及自己最近的心得体会，我很爱听。张教授和顾教授那些发自内心为人民服务的信念，一直就是我人生的榜样。

　　他们那一代的知识分子只图温饱没有奢求，张应天教授就是范例。多年来，他一直说他要把有限的精力都用在患者身上。他白天查房、做手术，晚上打电话查房、指导值班医生。他始终把患者的利益放在第一位，将其贯穿医疗全过程。他对患者不分贵贱一视同仁，勇担风险，创造了不少医学奇迹，如开创胃癌扩大根治术改善预后，采用腹部拉链手术挽回急性胰腺炎患者生命，开展经皮肝穿刺胆道造影及引流，被黄志强院士评为中国 PTC 第一人。他了解患者的疾苦，为患者使用最优质的技术，并为患者节约每一分钱，不需做的检查绝不多做，能用低价药绝不用高价药，对收"红包""回扣"深恶痛绝。他淡泊名利，甘为人梯，总是把自己的知识毫无保留地传授给年轻医生：从担任武汉市第六医院外科主任起，二十年如一日，严格执行读书报告会、手术分级、三级医生管理制度，有计划、有目标地给年轻人定课题、压担子，鞭策他们成长，使一批中青年专家迅速崛起，他们有担当、有良知、有真才实学。有一句话在民众中广为流传："看病要找市六院，抢救要找张应天"。在张应天教授的主持和指导下，武汉市第六医院普外科先后完成了21 项科研成果。感谢院校党委的领导和教育，张应天成为一名中国共产党党员、全国劳动模范、首届中国医师奖获得者、江汉大学终身教授和武汉市第六医院名誉院长。

人们知之甚少的是，88 岁的张应天教授在 2017 年夏末住院时突然发现患晚期肠癌并发生多处转移。他住在工作了大半辈子的第六医院里，以既是医生又是患者的身份经历了生命终期的疗护，成为武汉市第六医院接受舒缓医疗的第一位患者。当时正逢我翻译《生命尽头的需要》一书，根据翻译进度，我每周发给他一章文稿给他阅读，那些关于舒缓医疗和安宁疗护的理念都被他接受，他在饮食上不像过去那样进行硬性限制，疼痛方面接受了吗啡止痛，在普外科主任和德国医生兼密友的帮助下，达到了舒缓疗护的效果，终末期也没进行无谓的气管切开，安详地离去，保持了患者最后的尊严。张教授的一生为祖国的医学服务，临终前只能听到他断断续续的声音"患者……医院……医生和护士……"真是春蚕到死丝方尽。

2019 年，我决定翻译这本《生命终期的优质疗护》，得到了亚平的支持，并且她也加入到翻译中来，我邀请顾教授对此进行审校，她也欣然接受。她知道这本书的翻译和审校工作是没有报酬的公益劳动，她还要求作为志愿者加入。她说："我是一名妇产科医生和妇科肿瘤医生，经我的手迎来的小生命数不胜数，由于医疗技术的日新月异，世界上如今对新生儿的关怀措施越来越完美，可是对于即将离世的老人和患者呢？无论在医疗设施或理念上，都需要很多的人文探索和医疗完善。"

目前国内开展的康宁疗护就是一个在全民健康保健方面十分有意义的系统性工程。尤其欣闻江汉大学附属武汉市第六医院正在兴建老年医学中心，并要开展康宁疗护项目，我们都深受鼓舞，我们更相信如果张教授在世，一定会积极拥护和推行的。我们这个三人小组有幸参与本书的翻译，希望他山之石，可以攻玉。期盼这本书面世后对我国康宁疗护工作的开展能提供有益的启示和借鉴。这无疑是终末期患者及其家属的福音。因此，我们三人共同决定将本书作为一份特殊的礼物赠予江汉大学附属武汉市第六医院老年医学中心和康宁疗护项目，并敬献给为人民医疗事业奋斗终生的张应天医生！

最后，也是十分重要的，我要提及的是本书的编辑——湖北科学技术出版社的黄国香。我在寻找出版单位的过程中，出现了波折，原本已经谈好的出版协议，不执行了。此时，我通过朋友介绍，联系到了黄国香编辑。我看到了她在抗击新冠肺炎疫情期间的无私表现，十分感动，认定她是我要找的专业合作者。黄编辑没有任何条件地答应下来，立刻与外方的版权代理联系，并办妥相关手续，使得我们能够安心翻译此书。黄编辑对本书的编辑、校对工作更是精益求精。没有她的帮助，这本书不可能问世。为此，我们一致向黄编辑表示诚挚的感谢，感谢她的帮助，并和我们一道完成了这件有意义的事情。我们也向贴心为人民服务的出版机构——湖北科学技术出版社表达真诚的谢意。

于晓明